Neuropsychologie von Entwicklungsstörungen schulischer Fertigkeiten

Fortschritte der Neuropsychologie
Band 12

Neuropsychologie von Entwicklungsstörungen schulischer Fertigkeiten
von Dr. Angela Heine, Dipl.-Psych. Verena Engl, Dr. Verena Thaler,
Dr. Barbara Fussenegger und Prof. Dr. Arthur M. Jacobs

Herausgeber der Reihe:

Dr. Angelika Thöne-Otto, Prof. Dr. Herta Flor,
Prof. Dr. Siegfried Gauggel, Prof. Dr. Stefan Lautenbacher,
Dr. Hendrik Niemann

Neuropsychologie von Entwicklungsstörungen schulischer Fertigkeiten

von

Angela Heine, Verena Engl, Verena Maria Thaler,
Barbara Fussenegger und Arthur M. Jacobs

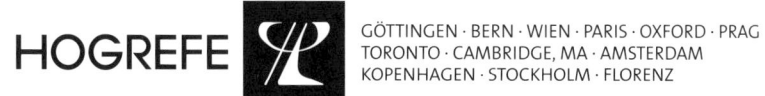

HOGREFE

GÖTTINGEN · BERN · WIEN · PARIS · OXFORD · PRAG
TORONTO · CAMBRIDGE, MA · AMSTERDAM
KOPENHAGEN · STOCKHOLM · FLORENZ

Dr. Angela Heine, geb. 1968. 1998-2003 Studium der Psychologie an der Freien Universität Berlin, 2011 Promotion. Seit 2005 wissenschaftliche Mitarbeiterin am Arbeitsbereich Allgemeine und Neurokognitive Psychologie der Freien Universität Berlin.

Dipl. Psych. Verena Engl, geb. 1979. 2001-2006 Studium der Psychologie in Eichstätt und Berlin. Seit 2006 wissenschaftliche Mitarbeiterin am Arbeitsbereich Allgemeine und Neurokognitive Psychologie der Freien Universität Berlin. 2007-2010 Leiterin des Zentrums für Förderung und Beratung an der FU Berlin.

Dr. Verena Thaler, geb. 1976. 1996 - 2001 Studium der Psychologie an der Universität Salzburg; 2006 Promotion. 1999-2010 wissenschaftliche Mitarbeiterin an der Universität Salzburg und an der Freien Universität Berlin; seit 2010 selbständig als Klinische und Gesundheitspsychologin und akademische Lese-Rechtschreib-Therapeutin; Dozentin am Fachbereich für Psychologie der Universität Salzburg.

Dr. Barbara Fussenegger, geb. 1975. 1995-1999 Studium der Erziehungswissenschaften. 1999-2003 Studium der Psychologie in Innsbruck. Promotion 2005. 2006-2007 Wissenschaftliche Mitarbeiterin an der Universität Salzburg. Seit 2007 Tätigkeit als Klinische und Gesundheitspsychologin.

Prof. Dr. Arthur M. Jacobs, geb. 1958. 1979-1983 Studium der Psychologie in Paris und Würzburg. 1986 Promotion. 1986-1994 Forschungstätigkeit in Aachen, Marseille und Paris. 1994-2003 Professor für Allgemeine Psychologie in Aachen, Marburg und Eichstätt. Seit 2003 Professor für Allgemeine und Neurokognitive Psychologie an der Freien Universität Berlin.

Wichtiger Hinweis: Der Verlag hat für die Wiedergabe aller in diesem Buch enthaltenen Informationen (Programme, Verfahren, Mengen, Dosierungen, Applikationen etc.) mit Autoren bzw. Herausgebern große Mühe darauf verwandt, diese Angaben genau entsprechend dem Wissensstand bei Fertigstellung des Werkes abzudrucken. Trotz sorgfältiger Manuskriptherstellung und Korrektur des Satzes können Fehler nicht ganz ausgeschlossen werden. Autoren bzw. Herausgeber und Verlag übernehmen infolgedessen keine Verantwortung und keine daraus folgende oder sonstige Haftung, die auf irgendeine Art aus der Benutzung der in dem Werk enthaltenen Informationen oder Teilen davon entsteht. Geschützte Warennamen (Warenzeichen) werden nicht besonders kenntlich gemacht. Aus dem Fehlen eines solchen Hinweises kann also nicht geschlossen werden, dass es sich um einen freien Warennamen handelt.

Bibliografische Information der Deutschen Nationalbibliothek

Die Deutsche Nationalbibliothek verzeichnet diese Publikation in der Deutschen Nationalbibliografie; detaillierte bibliografische Daten sind im Internet über http://dnb.d-nb.de abrufbar.

© 2012 Hogrefe Verlag GmbH & Co. KG
Göttingen · Bern · Wien · Paris · Oxford · Prag · Toronto · Cambridge, MA
Amsterdam · Kopenhagen · Stockholm · Florenz
Merkelstraße 3, 37085 Göttingen

http://www.hogrefe.de
Aktuelle Informationen · Weitere Titel zum Thema · Ergänzende Materialien

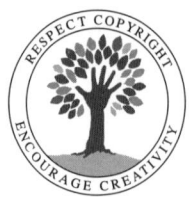
Umschlagbild: © Bildagentur Mauritius GmbH
Satz: ARThür Grafik-Design & Kunst, Weimar
Druck: Hubert & Co, Göttingen
Printed in Germany
Auf säurefreiem Papier gedruckt

ISBN 978-3-8017-2245-6

Inhaltsverzeichnis

1	**Vorwort und Einleitung**	1
2	**Lese-Rechtschreibstörung**	3
2.1	Symptomatik	3
2.1.1	Symptome	3
2.1.2	Entwicklungsverlauf	6
2.2	Epidemiologie	7
2.2.1	Prävalenz	7
2.2.2	Geschlechterverteilung........................	8
2.2.3	Heredität..................................	8
2.2.4	Verlauf und Prognose	9
2.3	Ätiologie...................................	9
2.3.1	Die phonologische Defizithypothese	12
2.3.2	Die Doppel-Defizithypothese	13
2.3.3	Alternative Defizithypothesen	14
2.4	Diagnostik der Lese-Rechtschreibstörung	15
2.4.1	Verfahren zur Diagnostik einer Rechtschreibstörung	18
2.4.2	Verfahren zur Diagnostik einer Lesestörung	22
2.4.3	Verfahren zur Diagnostik von Leseverständnis- problemen.................................	25
2.4.4	Verfahren zur Früherkennung von Lese-Rechtschreib- schwierigkeiten..............................	27
2.4.5	Verfahren zur Diagnostik der Intelligenz	28
2.5	Therapie der Lese-Rechtschreibstörung..............	28
2.5.1	Therapie der frühen Symptomatik	33
2.5.2	Therapie der späten Symptomatik	38
2.5.3	Förderung des Leseverständnisses	41
2.5.4	Frühförderung der phonologischen Bewusstheit	43
2.5.5	Alternative Behandlungsansätze	44
3	**Rechenstörung**.............................	45
3.1	Symptomatik	45
3.2	Epidemiologie	49
3.2.1	Prävalenz	49
3.2.2	Geschlechterverteilung........................	50
3.2.3	Heredität..................................	52
3.2.4	Verlauf und Prognose	52
3.3	Ätiologie..................................	53
3.3.1	Domänenspezifische Defizite als Ursache der Rechenstörung	54

3.3.1.1   Der Mentale Zahlenstrahl als erstes von zwei Kern-
           systemen......................................   54
3.3.1.2   Subitizing als zweites Kernsystem.................   56
3.3.1.3   Kerndefizithypothese..........................   57
3.3.2   Domänenübergreifende Defizite als Ursache
           der Rechenstörung............................   58
3.3.2.1   Defizite im Bereich exekutiver Kontrollfunktionen.....   58
3.3.2.2   Defizite im Bereich der Kurzzeitspeicherung
           von Information...............................   60
3.3.2.3   Defizite im Bereich des Langzeitgedächtnisses........   61
3.4   Diagnostik der Rechenstörung....................   62
3.4.1   Verfahren zur Diagnostik der Rechenstörung   64
3.4.1.1   Curricular orientierte Verfahren...................   65
3.4.1.2   Multidimensionale Verfahren.....................   66
3.4.2   Verfahren zur Früherkennung von Rechen-
           schwierigkeiten...............................   67
3.5   Therapie der Rechenstörung.....................   69
3.5.1   Förderprogramme (Schwerpunkt: Grundschul-
           bereich)......................................   72
3.5.2   Computergestützte Förderprogramme   74
3.5.3   Frühförderung mathematischer Vorläufer-
           kompetenzen..................................   74
3.5.4   Förderung von Basisfunktionen...................   76
3.5.5   Didaktische Konzepte   76

4   **Komorbide Störungen**   77
4.1   Lese-Rechtschreibstörung und Rechenstörung   77
4.2   ADHS und Lese-Rechtschreib- beziehungsweise
           Rechenstörung   79
4.3   Lese-Rechtschreibstörung und Sprachentwicklungs-
           störungen   80
4.4   Visuell-räumliche Wahrnehmungsstörungen und Lese-
           Rechtschreib- beziehungsweise Rechenstörung........   81
4.5   Sekundäre Komorbidität........................   82

5   **Weiterführende Literatur**.....................   83

6   **Literatur**   84

7   **Anhang**.   98
         Anhang A   98
         Anhang B   101

Glossar   103

1 Vorwort und Einleitung

In jeder deutschen Schulklasse finden sich im Durchschnitt zwei Kinder, die entweder unter einer isolierten oder einer kombinierten Entwicklungsstörung schulischer Fertigkeiten leiden. Dieser Umstand macht deutlich, warum eine Auseinandersetzung mit Ausprägungsmustern und Ursachen dieser Störungen sowie mit angemessenen diagnostischen und therapeutischen Ansätzen unerlässlich ist.

Nach der ICD-10, der internationalen Klassifikation der Krankheiten der WHO (Dilling, Mombour & Schmidt, 2008), werden Lese-Rechtschreibstörungen und Rechenstörungen den umschriebenen Entwicklungsstörungen schulischer Fertigkeiten zugeordnet. Gemeinsame Kriterien für diese Störungsgruppe sind, dass die Beeinträchtigungen bereits in frühen Entwicklungsstadien bestanden haben, nicht Folge mangelnder Beschulung oder genereller Intelligenzdefizite sind, und nicht durch erworbene Hirnschädigungen verursacht wurden. Neben der *Lese-Rechtschreibstörung* (F81.0), der *isolierten Rechtschreibstörung* (F81.1) und der *Rechenstörung* (F81.2) gehören zu dieser Störungsgruppe die *kombinierten Störungen schulischer Fertigkeiten* (F81.3) sowie *sonstige* (F81.8) beziehungsweise *nicht näher bezeichnete Entwicklungsstörungen schulischer Fertigkeiten* (F81.9).

Umschriebene Entwicklungsstörungen schulischer Fertigkeiten laut ICD-10

Lernstörungen zählen zu den häufigsten Entwicklungsproblemen der Kindheit und können beträchtliche Auswirkungen auf den weiteren Lebenslauf haben. Wenn es der Forschung gelingt, die Rolle relevanter biologischer sowie umweltbedingter Einflüsse auf die Ätiopathogenese dieser Störungen aufzuklären, könnte die Wahrscheinlichkeit des Auftretens von Lernproblemen noch vor der Einschulung individuell ermittelt und gegebenenfalls frühe und damit besonders Erfolg versprechende Interventionsmaßnahmen eingeleitet werden. Dies gilt insbesondere für Störungen des Schriftspracherwerbs und des Rechnens, für die eine individuelle ursachenbezogene Diagnostik sowie evidenzbasierte Förderansätze direkt ableitbar sind aus den Ergebnissen einer empirischen Forschungstradition, die genetische, neuronale, behaviorale und soziokulturelle Wirkfaktoren einbezieht.

Am Beispiel des Lesens, einer der wichtigsten Errungenschaften der menschlichen Zivilisation und zugleich einer der größten Lernleistungen des Individuums, lässt sich die Relevanz des Themas verdeutlichen: Dem normalen erwachsenen Leser erscheint diese für den modernen Arbeits- und Freizeitalltag unentbehrliche mentale Tätigkeit, die man problemlos erlernen und ausüben kann, fast als zur natürlichen Ausstattung des Menschen gehörend. Andererseits schafft es eine steigende Zahl von Kindern und Jugendlichen trotz mühevollem, oft jahrelangen Trainings in Schule und Alltag nicht, diese Fertigkeit hinreichend gut zu entwickeln. Keith Rayner, einer der bekanntesten Leseforscher, fasst dies zusammen mit den Worten: „That is the essence of the paradox. How can a skill that feels so easy to the adult be so difficult for the child to acquire?" (Rayner, Foorman, Perfetti, Pesetsky & Seidenberg, 2001, S. 31).

Mit dem vorliegenden Band der Reihe *Fortschritte der Neuropsychologie* sollen interessierte Leser einerseits einen komprimierten Einblick in den aktuellen Stand der Forschung zu Symptomatik, Epidemiologie und Ätiologie umschriebener Störungen schulischer Fertigkeiten erhalten. Zum anderen soll Praktikern ein Überblick über relevante diagnostische Instrumente und therapeutische Ansätze an die Hand gegeben werden.

Das Buch ist in drei inhaltliche Schwerpunkte untergliedert: Im direkt anschließenden Kapitel 2 werden die verschiedenen Formen umschriebener Störungen des Schriftspracherwerbs behandelt. Kapitel 3 widmet sich den Störungen numerischer Verarbeitung und Kapitel 4 der in diesem Kontext unerlässlichen eigenständigen Abhandlung komorbider Störungsbilder.

Wir möchten an dieser Stelle all denjenigen danken, die dieses Buch möglich gemacht haben. Neben den Herausgebern der Buchreihe *Fortschritte der Neuropsychologie* und dem Hogrefe Verlag gilt unser Dank vor allem den vielen Berliner Grundschulen, mit denen wir seit vielen Jahren kontinuierlich und produktiv zusammenarbeiten sowie dem Bundesministerium für Bildung und Forschung, das unsere Forschung entscheidend unterstützt hat. Nicht zuletzt geht ein Dank an die Freie Universität Berlin, in deren förderndem Umfeld dieses Buch entstanden ist.

2 Lese-Rechtschreibstörung

2.1 Symptomatik

Bei der *Lese-Rechtschreibstörung* (F81.0) sind laut ICD-10 vor allem das Vorlesen, das Wiedererkennen geschriebener Wörter und das Leseverständnis beeinträchtigt sowie Leistungen bei Aufgaben, die Lesefähigkeiten erfordern. Zusätzlich können auch Störungen im Bereich des Rechtschreibens vorhanden sein. Bei der *isolierten Rechtschreibstörung* (F81.1) muss hingegen abgesichert sein, dass einerseits eine umschriebene und bedeutsame Beeinträchtigung der Entwicklung von Rechtschreibfertigkeiten vorhanden ist, dass andererseits jedoch nie Leseprobleme bestanden haben. Beide Störungsformen dürfen nicht durch allgemeine Entwicklungsverzögerungen, visuelle Beeinträchtigungen, geminderte Intelligenz und/oder mangelnde Beschulung erklärbar sein.

Merkmale und Ausschlusskriterien

2.1.1 Symptome

Zusätzlich zur Beschreibung der Störungsmerkmale laut ICD-10 sind feingliedrigere Symptombeschreibungen vor allem für die Planung des therapeutischen Vorgehens notwendig. Weit verbreitet ist die Einteilung in *frühe* und *späte Symptomatik*. Diese Unterscheidung lehnt sich an das Entwicklungsmodell des Lesens und Rechtschreibens von Frith (1986) an. Bei diesem Modell werden drei sich überlappende Entwicklungsstufen angenommen. Auf der ersten Stufe – der *logographischen Stufe* – orientieren sich Kinder vor allem an visuellen Oberflächenmerkmalen von Schriftbildern. Die eigentliche Bedeutung von Buchstaben wird jedoch noch nicht verstanden. So können Kinder auf dieser Stufe zum Beispiel auf dem Schokoladeriegel „erlesen", dass es ein „Mars" ist, auf einer Sternenkarte allerdings den entsprechend beschrifteten Planeten nicht erkennen. Im deutschen Sprachraum scheint die logographische Stufe für den schulischen Schriftspracherwerb unwesentlich zu sein.

Stufenmodell der Lese- und Rechtschreibentwicklung nach Frith

Auf der *alphabetischen Stufe* erwerben Kinder ein Verständnis für die Beziehung zwischen Sprachlauten, den Phonemen, und den entsprechenden Buchstaben beziehungsweise Buchstabengruppen, den Graphemen. Die Internalisierung der Graphem-Phonem-Korrespondenzen ermöglicht, dass Kinder lautierend lesen und lautgetreu schreiben können. Lautierendes Lesen ist durch langsames Zusammenfügen der einzelnen Buchstabenlaute charakterisiert; lautgetreues Schreiben durch die Verschriftlichung jedes zu hörenden Lautes. So ist die Verschriftlichung von [ʹmute] als „Mutta" ebenso lautgetreu geschrieben wie „Mutha" oder „Mudder". „Muba" oder „Mitter" hingegen sind keine lautgetreuen Schreibweisen. Relevant ist also,

dass beim lauten Vorlesen das Niedergeschriebene tatsächlich so wie das
zu schreibende Wort klingt. Hat ein Kind Schwierigkeiten im Bereich der
Lauttreue, spricht man von einer *frühen Symptomatik*. Wichtige Erken-
nungsmerkmale von Auffälligkeiten im frühen Symptombereich sind in
Tabelle 1 aufgeführt.

Tabelle 1:
Frühe Symptomatik im Lesen und Rechtschreiben

Frühe Symptomatik	
Lesen	**Rechtschreiben**
Schwierigkeiten beim Benennen von ein-zelnen Buchstaben	Schwierigkeiten beim Schreiben einzelner Buchstaben
Verdrehung der Buchstabenfolge	Verdrehung von Buchstaben im Wort
Auslassung von Buchstaben, Silben und/oder Wörtern	Schwierigkeiten beim lautgetreuen Recht-schreiben (z. B. Hes statt Haus)
Hinzufügung von Buchstaben, Silben und/oder Wörtern	Auslassung von Buchstaben, die zu einer Verletzung der Lauttreue führen

Die letzte Stufe im Frith-Modell – die *orthographische Stufe* – bezieht sich
auf die Abspeicherung von Wörtern im so genannten *orthographischen
Lexikon.*

Darunter versteht man ein kognitives Repräsentationssystem, das die Speicherung der orthographischen Informationen von Wörtern ermöglicht und
diese mit lautlichen Informationen im so genannten *phonologischen Lexikon*
verbindet. Wird ein altersgemäßes Lexikon aufgebaut, können Kinder ab der
dritten Schulstufe schnell und zügig Texte vorlesen, und sie verschriftlichen
Wörter korrekt nach dem orthographischen Regelwerk. Schwierigkeiten mit

dem Aufbau, der Speicherung und/oder dem Abruf von Informationen aus
diesem Lexikon werden dem Bereich der *späten Symptome* zugeordnet.
Einige späte Symptome sind in Tabelle 2 zusammengefasst.

Da die Fertigkeiten im Bereich des basalen Lesens – also Lesesicherheit
und Lesegeschwindigkeit – bei Kindern mit einer Lese-Rechtschreibstörung meist massiv beeinträchtigt sind, findet das auf diesen basalen Lese-

fertigkeiten aufbauende Leseverständnis in der Regel deutlich weniger Beachtung. Allerdings gehört zu einer umfassenden Symptomdarstellung der
Lese-Rechtschreibstörung auch der Bereich des Leseverständnisses. Zur
Einordnung von Auffälligkeiten in diesem Bereich eignet sich beispielsweise
die von Lenhard und Schneider (2006) vorgeschlagene Systematik, die zwischen Wort-, Satz- und Textverständnis unterscheidet (vgl. Tabelle 3).

Schließlich liegen mittlerweile auch empirisch gesicherte Befunde zu so
genannten *Vorläuferfertigkeiten* vor, die mit der Entwicklung der Lese- und

4

Tabelle 2:
Späte Symptomatik im Lesen und Rechtschreiben

Späte Symptomatik	
Lesen	**Rechtschreiben**
Schwierigkeiten beim flüssigen Zusammenlauten von Phonemen einzelner Wörter	verschiedene Schreibweisen identischer Wörter innerhalb eines Textes (z. B.: unt, unnd, uhnt)
Stockendes Lesen	mangelnde Beherrschung des Regelwerks der deutschen Orthographie (z. B.: Baan statt Bahn)
Schlampiges Lesen	Schwierigkeiten mit der Groß- und Kleinschreibung
Ratestrategie (das Kind versucht vom Wortanfang auf das ganze Wort zu schließen)	keine Schwierigkeiten mit der inhaltlichen Gestaltung von Aufsätzen, aber massive Schwierigkeiten mit der Rechtschreibung

Tabelle 3:
Störungen verschiedener Ebenen des Leseverständnisses nach Lenhard und Schneider (2006)

Störung des Leseverständnisses	
Ebenen	**Auffälligkeiten bei der/beim**
Wort	Dekodieren Synthese Erfassen von Wortbedeutungen
Satz	Bezugsetzung einzelner Wörter zueinander Integration einzelner Wörter in die Satzstruktur Analyse der syntaktischen Struktur Analyse der semantischen Struktur Verständnis für Satzzeichen
Text	Verarbeitung als Gesamtkonstrukt Übergreifende Verarbeitung einzelner Sätze Bildung von Inferenzen

Rechtschreibfertigkeiten eng zusammenhängen, und die damit vor allem für die Früherkennung und Prävention möglicher Lese-Rechtschreibstörungen von großer Bedeutung sind. Zu diesen Vorläuferfertigkeiten zählen vor allem die phonologische Bewusstheit, der Wortschatz und das semantische Verständnis (Verhoeven, Elbro & Reitsma, 2002). Aktuelle Forschungsergebnisse deuten darauf hin, dass insbesondere die *phonologische Bewusstheit* von zentraler Bedeutung für den Schriftspracherwerb ist (Snowling, 2000).

Unter phonologischer Bewusstheit wird die Einsicht in die lautliche Struktur der Sprache verstanden, das heißt, dass Einheiten wie Silbe, Anlaut,

Phonologische Bewusstheit

5

Endlaut oder Reim sicher erkannt und manipuliert werden können (Jacobs, 2002). In mehreren Studien konnte ein enger Zusammenhang zwischen Auffälligkeiten der phonologischen Bewusstheit und einer später entwickelten Lese-Rechtschreibstörung gezeigt werden (vgl. Schnitzler, 2008). Aus diesem Grund werden eine Abklärung der phonologischen Bewusstheit bereits im Kindergarten sowie gegebenenfalls eine Förderung mit einschlägigen Therapieprogrammen empfohlen.

2.1.2 Entwicklungsverlauf

Das Entwicklungsmodell von Frith (1986) dient im Folgenden als Basis für die Eingliederung der Symptome der Lese-Rechtschreibstörung (vgl. Abbildung 1).

Orthographische Stufe:
Innerliche Abbildung eines Wortes im Gedächtnis
(Wortspeicher, orthographisches Lexikon)
- Automatisiertes, schnelles Lesen
- Orthographisch korrektes Rechtschreiben; Richtiges Schreiben von Fremdwörtern

⬆

Alphabetische Stufe:
Erkennen einer systematischen Beziehung zwischen Buchstaben und Lauten
- Lautierendes Lesen (einzelne Buchstaben werden in Laute umgewandelt und verbunden)
- Lauttreues Rechtschreiben (Muta statt Mutter; Gatn statt Garten, schbiln statt spielen)

⬆

Logographische Stufe:
Einspeicherung visueller Merkmale
- Einspeicherung und Wiedererkennung von Logos (z.B. McDonald's, Lego ...)
- Keine Erfassung der Funktion von Buchstaben (Logos in unbekannter Schreibweise werden nicht erkannt, z. B. *Mc Donalds.* LEGO ...)

Abbildung 1:
Entwicklungsstufenmodell des Schriftspracherwerbs nach Frith (1986)

Das Modell verdeutlicht, dass das Erkennen systematischer Verbindungen zwischen Graphemen und Phonemen ein erster wichtiger Entwicklungsschritt im Erwerb der Schriftsprache ist und die Basis für eine spätere Automatisierung des Leseprozesses sowie für die Fähigkeit orthographisch korrekt zu schreiben bildet.

Im Bereich des Lesens verfügen Kinder mit einer Lese-Rechtschreibstörung aufgrund der vergleichsweise hohen Konsistenz der Graphem-Phonem-Beziehungen im Deutschen meist bereits kurz nach Beginn des Schriftspracherwerbs über eine adäquate phonologische Dekodierfähigkeit (Wimmer, 1993). Folglich zeigt ein lese-rechtschreibgestörtes Kind zumeist bereits sehr früh auf der alphabetischen Stufe keine Auffälligkeiten mehr und macht, wie seine Altersgenossen, kaum Lesefehler. Massive Schwierigkeiten zeigen die meisten Kinder mit Lese-Rechtschreibstörung hingegen auf der orthographischen Stufe. Zuverlässiger Indikator dafür ist eine deutlich verlangsamte Lesegeschwindigkeit. Ein lese-rechtschreibgestörtes Kind benötigt beim Lesen eines Textes im Durchschnitt zwei- bis dreimal so lange wie seine unauffälligen Altersgenossen (Wimmer, Mayringer & Landerl, 2000). Die langsame Lesegeschwindigkeit deutet darauf hin, dass die betroffenen Kinder über keine oder stark defizitäre orthographische Repräsentationen verfügen und daher wie Leseanfänger die Wörter seriell dekodieren. Klicpera und Schabmann (1993) fanden heraus, dass solche Defizite in der Lesegeschwindigkeit nicht nur schwerwiegend, sondern auch persistent sind. In einer Längsschnittstudie wurde die Entwicklung der Lese- und Rechtschreibleistung einer größeren Gruppe von Wiener Schulkindern von der zweiten bis in die achte Schulstufe verfolgt. Ein Großteil der Kinder, die in der zweiten Schulstufe ein Defizit in der Lesegeschwindigkeit zeigten, wies dieses Defizit auch noch in der achten Schulstufe auf.

Entwicklungsverlauf des gestörten Leseerwerbs

In Bezug auf das Rechtschreiben zeigt sich, dass lese-rechtschreibgestörte Kinder vor allem Strategien anwenden, die für die alphabetische Stufe typisch sind, das heißt, sie schreiben lautgetreu, ohne das orthographische Regelwerk des Deutschen zu beachten. Bis zum Beginn der dritten Schulstufe liegt eine lautgetreue, nicht orthographische Schreibung von Wörtern im normalen Entwicklungsrahmen. Allerdings verstoßen unauffällige Rechtschreiber spätestens ab diesem Zeitpunkt immer seltener gegen die Regeln und Konventionen der deutschen Orthographie, während bei lese-rechtschreibgestörten Kindern dieser Entwicklungsschritt typischerweise nicht erkennbar ist (Wimmer & Mayringer, 2002).

Entwicklungsverlauf des gestörten Rechtschreiberwerbs

2.2   Epidemiologie

2.2.1   Prävalenz

In der im Jahr 2000 durchgeführten PISA-Studie zeigte sich, dass ein Viertel der deutschen 15-jährigen Jugendlichen höchstens auf elementarem Niveau lesen kann (Stanat, et al., 2002). Von einer Lese-Rechtschreibstörung kann man laut ICD-10 Kriterien allerdings erst dann sprechen, wenn die

Lese- und/oder Rechtschreibfähigkeit mindestens 1,5 Standardabweichungen unterhalb der aufgrund der Intelligenz und des Alters zu erwartenden Leistung liegen, wobei diese allerdings mindestens der Altersnorm entsprechen muss. Diese Orientierung am Intelligenzniveau wird auch als Diskrepanzkriterium bezeichnet. Generell ist von einer Punktprävalenz zwischen 2 und 8 Prozent auszugehen (Esser, 1991; Lewis, Hitch & Walker, 1994; Shaywitz, Shaywitz, Fletcher & Escobar, 1990). Allerdings führen Unterschiede in Bezug auf Diagnosekriterien und Testmethoden zu sehr unterschiedlichen Prävalenzangaben. Häufig wird erst ab einer Differenz von zwei Standardabweichungen die Diagnose einer Lese-Rechtschreibstörung als gerechtfertigt angesehen oder nur die schlechtesten 15 Prozent einer Untersuchungsstichprobe werden als lese-rechtschreibgestört bezeichnet (Klicpera & Schabmann, 1993).

Über den Sinn der Diskrepanzdiagnostik in Bezug auf die Lese-Rechtschreibstörung wurde besonders in den letzten Jahren viel diskutiert. Kritiker des Diskrepanzkriteriums betonen, dass Störungsursachen und -symptome von Kindern, die das Diskrepanzkriterium nicht erfüllen, nicht von den Ursachen und Symptomen derjenigen Kinder abweichen, die das Kriterium erfüllen. Die Angemessenheit einer solchen diagnostischen Vorgehensweise wird deshalb in Frage gestellt und immer häufiger verworfen (vgl. Snowling, 2000).

2.2.2 Geschlechterverteilung

Ob Jungen eher von einer Lese-Rechtschreibstörung betroffen sind als Mädchen wird immer wieder zur Diskussion gestellt. Lange Zeit wurde angenommen, dass die Geschlechterverteilung äquivalent sei, dass aber Jungen im Schulalltag eher Verhaltensauffälligkeiten wie hyperaktives oder aggressives Verhalten zeigen als Mädchen, und dass deshalb von Lehrern zu einem früheren Zeitpunkt eine spezifische Diagnostik eingeleitet würde (Shaywitz, et al., 1990). Allerdings konnten Rutter und Kollegen (2004) anhand von vier unabhängigen epidemiologischen Studien zeigen, dass Jungen tatsächlich wesentlich häufiger von einer Lese-Rechtschreibstörung betroffen sind. Das Quotenverhältnis („odds ratio") in Bezug auf den Faktor
Geschlecht variierte in den vier Studien zwischen 1,39 und 3,19. Das heißt, dass Jungen ein mindestens 1,39-faches Risiko haben, eine Lese-Rechtschreibstörung zu entwickeln.

2.2.3 Heredität

Dass genetische Faktoren eine wesentliche Rolle bei der Lese-Rechtschreibstörung spielen, ist unumstritten. Durch Zwillings- und Familienstudien konnte für die Lese-Rechtschreibstörung eine moderate bis hohe Erblichkeit nachgewiesen werden. Es wird angenommen, dass die Lese-Rechtschreib-störung ätiologisch heterogen ist und deshalb auch die genetische Hetero-genität selbst innerhalb betroffener Familien beachtlich ist bzw. die gleichen Mutationen zu Veränderungen unterschiedlicher Zellmigrationen in unter-schiedlichen Gehirnstrukturen führen können. Neun Genkanditaten werden aktuell genannt, wovon vier (DYX1C1, KIAA0319, DCDC2 und ROBO1) gut repliziert sind. Diese sind vor allem in die Zellmigration involviert. Ak-tuell wird diskutiert, ob die Erkenntnisse genetischer Studien zur Feststel-lung des richtigen Zeitfensters für eine Therapie bzw. zur pharmakologischen Unterstützung behavioraler Fördermaßnahmen genutzt werden können (für einen Überblick vgl. Mitchell, 2011).

Erhöhtes Risiko bei Familien-mitgliedern von Betroffenen

2.2.4 Verlauf und Prognose

In ihrer epidemiologischen Studie zeigten Haffner und Kollegen (1998), dass junge Erwachsene mit persistenter Lese-Rechtschreibstörung niedri-gere Schulabschlüsse erreichen und dauerhaft stark unter der Störung lei-den. Neben einer erhöhten Arbeitslosenrate ist bei Erwachsenen mit einer Lese-Rechtschreibstörung festzustellen, dass sie häufiger Arbeitsplätze in-nehaben, die ein niedriges Qualifikationsniveau voraussetzen. Auch expan-sive Symptome (v.a. dissoziale Auffälligkeiten), Substanzmissbrauch sowie eine geringere seelische Gesundheit und Sinnerfülltheit kamen bei Erwach-senen mit einer Lese-Rechtschreibstörung deutlich häufiger vor. Faktoren, die einen positiven Entwicklungsverlauf begünstigen, sind vor allem eine hohe allgemeine kognitive Leistungsfähigkeit und ein Elternhaus mit ho-hem sozialem Status (Esser, Wyschkon & Schmidt, 2002; Schulte-Körne, Deimel, Jungermann & Remschmidt, 2003).

Negative Auswirkungen bis ins Erwach-senenalter

Eine Studie mit Berliner Erwachsenen zeigte, dass der individuell erlebte Leidensdruck hinsichtlich vorliegender Defizite beim Rechtschreiben deut-lich höher ist als in Bezug auf Lesedefizite. Dies ist umso bedeutsamer, als die diagnostischen Daten ergaben, dass der größte Teil der Untersuchungs-teilnehmer singuläre Lesestörungen aufwies, und der Schweregrad der Stö-rung im Bereich des Lesens deutlich höher war als im Bereich der Recht-schreibung (Thaler, Waldvogel & Jacobs, 2008).

2.3 Ätiologie

Die Ursachen der Lese-Rechtschreibstörung müssen in Bezug auf unter-schiedliche Ebenen und Bereiche integriert werden. Frith (1997) schlägt in ihrem Modell eine biologische, eine kognitive, eine Verhaltensebene sowie die Ebene der Umwelt vor. Jede Ebene trägt spezifische Inhalte zur Erklä-rung der Lese-Rechtschreibstörung bei, die jedoch immer im gesamten Zusammenhang gesehen werden müssen (vgl. Abbildung 2).

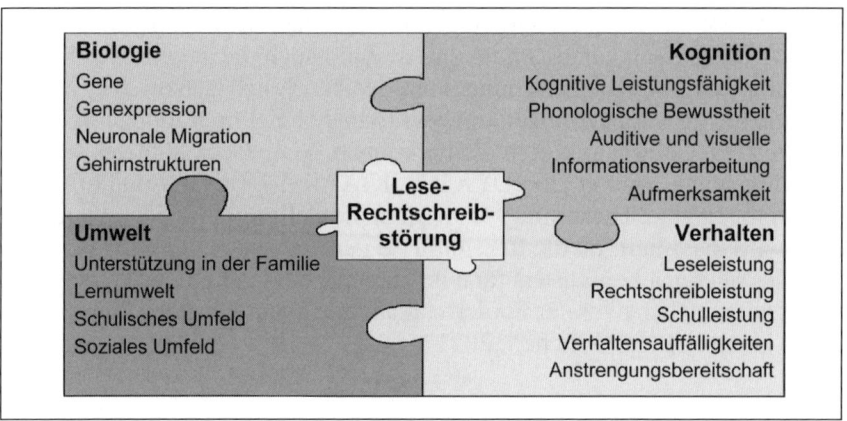

Abbildung 2:
Mögliche Interaktionsebenen einer Lese-Rechtschreibstörung

**Unterschied-
liche klinische
Manifestationen** Es gilt als unbestritten, dass die Lese-Rechtschreibstörung eine neurokognitiv bedingte Entwicklungsstörung genetischen Ursprungs ist, Auswirkungen auf die Sprachverarbeitung hat und eine Reihe verschiedenster klinischer Manifestationen haben kann. Neben Unterschieden auf der Ebene möglicher Genkandidaten, betroffener Gehirnstrukturen oder spezifischer Verhaltensäußerungen ist immer auch der sozio-kulturelle Kontext zu betrachten, der mit darüber entscheidet, ob die Störung zu bedeutsamen Behinderungen oder aber kaum merkbaren Problemen führt.

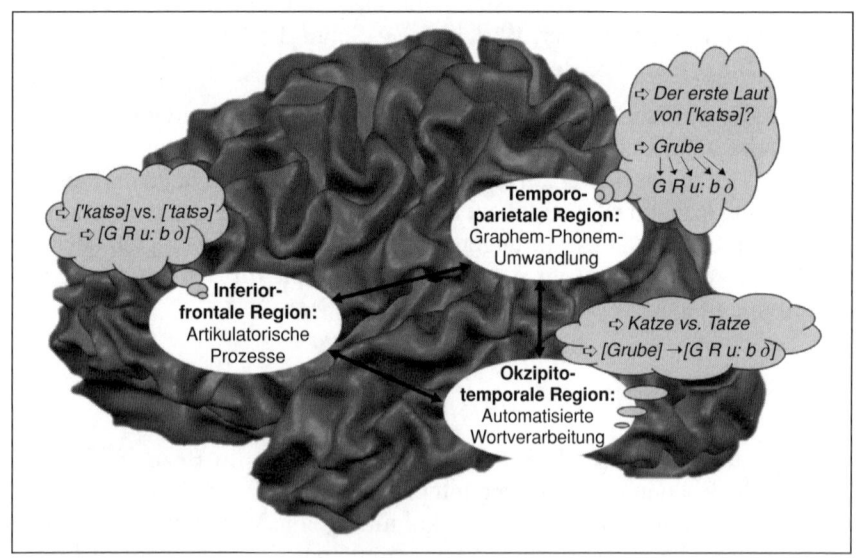

Abbildung 3:
Ein neuronales Netzwerkmodell des Lesens nach Pugh und Kollegen (2001)

Auch die Identifizierung neuroanatomischer Merkmale normaler und gestörter Verarbeitung von Schriftsprache wird in neuerer Zeit immer wichtiger. Beim Lesen wird typischerweise ein linkshemisphärisches Netzwerk mit zwei posterioren (dorsale und ventrale Areale) und einem inferior-frontalen anterioren Areal aktiviert (vgl. Abbildung 3).

Die in diesem Modell beschriebene *temporo-parietale (dorsale) Region,* die im angularen und supramarginalen Gyrus lokalisiert ist, wird mit einem langsamen phonologie-basierten Syntheseprozess in Verbindung gebracht. Sie ist an der regelbasierten Umwandlung von Graphemen in Phoneme beteiligt und wird vor allem beim Lesen von Pseudowörtern aktiviert sowie bei Aufgaben, die eine phonologische Analyse erfordern. Vergleicht man kortikale Aktivierungen in dieser Region bei Personen mit einer Lese-Rechtschreibstörung mit denen normal Lesender, zeigt sich, dass sowohl beim Pseudowortlesen als auch beim Wortlesen bei der Gruppe mit LRS ein geringeres Aktivitätsniveau feststellbar ist.

Zur *okzipito-temporalen (ventralen) Region* gehört vor allem der posteriore fusiforme Gyrus. Diese Region wird mit einer automatisierten Wortverarbeitung im so genannten visuellen Wortformareal in Verbindung gebracht. Wird diese Region beim Lesen aktiviert, so wird angenommen, dass auf ein linguistisch strukturiertes und gedächtnisbasiertes Wortidentifikationssystem, das so genannte orthographische Lexikon, zurückgegriffen wird. Studien zeigen, dass diese Region vor allem beim Lesen von Wörtern aktiviert ist. Ist eine Lese-Rechtschreibstörung vorhanden, ist die neuronale Aktivierung in dieser Region sowohl beim Wort- als auch beim Pseudowortlesen typischerweise geringer. Pugh und Kollegen (2001) nehmen an, dass die für das Lesen spezifische Funktion dieser Region nur dann entsprechend entwickelt werden kann, wenn die Funktionsfähigkeit der temporo-parietalen Region und somit der Graphem-Phonem-Konversion normal entwickelt ist. Selbst bei gut kompensierten Erwachsenen mit einer Lese-Rechtschreibstörung ist die okzipito-temporale Region in ihrem Aktivierungsmuster auffällig.

Die *anteriore Region*, die mit der ventralen und der dorsalen Region verbunden ist, liegt im inferioren, frontalen Gyrus und scheint vor allem in phonologische und artikulatorische Prozesse involviert zu sein. Diese Region ist vor allem beim Lesen von Pseudowörtern und bei der Übersetzung von Graphemen zu Phonemen aktiviert. Bei einer Lese-Rechtschreibstörung ist die anteriore Region sowohl beim Wortlesen als auch beim Pseudowortlesen stärker aktiviert. Es wird angenommen, dass diese relativ erhöhte Aktivierung frontaler Areale sowie rechtshemisphärischer Areale bei Menschen mit Lese-Rechtschreibstörungen teilweise mit kompensatorischen Mechanismen assoziiert ist (Vellutino, Fletcher, Snowling & Scanlon, 2004).

Der aktuellen Leseforschung liegen eine Zahl unterschiedlicher neurokognitiver Ursachentheorien vor, die nebeneinander stehen beziehungsweise teilweise versuchen, sich gegenseitig zu subsumieren.

Im Zentrum neurokognitiver Verursachungshypothesen der Lese-Rechtschreibstörung steht die Annahme eines phonologischen Defizits. Andere Ansätze versuchen, dieses Defizit auf basale Ursachen zum Beispiel im visuellen oder auditiven Bereich zurückzuführen. Die Befundlage hinsichtlich dieser basalen Erklärungsansätze ist allerdings bis heute uneinheitlich. In einer Studie von Ramus und Kollegen (2003) wiesen *alle* untersuchten Probanden ein phonologisches Defizit auf, während 62 Prozent ein auditives Defizit, 25 Prozent ein motorisches Defizit und 12,5 Prozent ein visuelles Defizit zeigten. Ein zusätzlich zu einem phonologischen Defizit vorliegendes auditives Defizit verschlimmerte das Ausmaß der Lese-Rechtschreibstörung tendenziell. Während ein singuläres Defizit der phonologischen Bewusstheit immer mit einer Lese-Rechtschreibstörung verbunden war, konnte kein eindeutiger Zusammenhang zwischen motorischen oder visuellen Defiziten und dem Auftreten einer Lese-Rechtschreibstörung festgestellt werden.

Im Folgenden werden die wichtigsten Theorien zur Verursachung einer Lese-Rechtschreibstörung zusammenfassend erläutert.

2.3.1 Die phonologische Defizithypothese

Die phonologische Defizithypothese ist die am weitesten akzeptierte Verursachungsannahme (Hatcher, Hulme & Ellis, 1994; Snowling, 2000; Wimmer, 1993). Demnach ist die Repräsentation gesprochener Sprache im Gehirn gestört und daher sowohl die Speicherung als auch der Abruf von Sprachlauten defizitär. Hinsichtlich der Auswirkungen auf das Lesen und Rechtschreiben ist anzunehmen, dass eine defizitäre Repräsentation der Sprachlaute dazu führt, dass die für schriftsprachliche Verarbeitungsprozesse notwendigen Phonem-Graphem-Korrespondenzen unterspezifiziert sind und daher keine oder nur defizitäre Einträge im orthographischen Lexikon aufgebaut werden.

Annahme eines phonologischen Defizits

Defizite im Bereich von Speicherung und Abruf von Sprachlauten

Empirische Belege stammen aus Untersuchungen, die zeigen, dass leserechtschreibgestörte Personen bei Aufgaben zur Messung phonologischer Bewusstheit (vgl. Tabelle 4) deutliche Schwierigkeiten haben.

Kinder, die im Kindergarten Schwierigkeiten mit solchen Aufgaben haben, zeigen später gehäuft Symptome einer Lese-Rechtschreib-Störung. Aber auch nach Beginn des Schriftspracherwerbs (und bis ins Erwachsenenalter) bleibt der Zusammenhang zwischen Lese- und Rechtschreibfähigkeit und phonologischer Bewusstheit bestehen (Klicpera & Gasteiger-Klicpera, 1993; Schnitzler, 2008). Auf neuronaler Ebene wird eine Dysfunktion der linkshemisphärischen, perisylvischen Region mit gestörten phonologischen Repräsentationen beziehungsweise mit unterspezifizierten Verbindungen zwischen phonologischen und orthographischen Einheiten in Zusammenhang gebracht (Pugh, et al., 2001).

12

Tabelle 4:

Beispielhafte Aufgaben zur Erfassung der phonologischen Bewusstheit

Erfassung der phonologischen Bewusstheit	
Aufgabe	**Beispiel**
Reimen	Welches Wort reimt sich nicht mit den anderen? z. B. *Mücke – Lücke – Zecke – Krücke*
Silbenerkennung	Klatsche für jede Silbe einmal in die Hand. z. B. *Schmetterling, Hase, Kleid ...*
Lauterkennung	Hörst du in dem Wort ein „u"? z. B. *Gurke, Haus, Rose, Spinne ...*
Lautauslassung	Wie heißt das Wort ohne „r"? z. B. *Rund, Brot, Strand*

Trotz zahlreicher empirischer Belege für den ursächlichen Zusammenhang zwischen einem phonologischen Defizit und der Lese-Rechtschreibstörung muss die Universalität dieser Ursachenhypothese in Frage gestellt werden. Mehrere Studien belegen, dass Lese-Rechtschreibstörungen vorliegen können, ohne dass phonologische Defizite nachweisbar sind (Wolf & Bowers, 1999). In zwei großen Längsschnittstudien im deutschsprachigen Raum zeigten ungefähr 45 Prozent der untersuchten lese-rechtschreibgestörten Kinder kein Defizit in der phonologischen Bewusstheit (Wimmer & Mayringer, 2002; Wimmer, et al., 2000), dafür aber ein Defizit im so genannten schnellen Benennen (vgl. Abschnitt 2.3.2). Ungefähr 15 Prozent der Kinder hatten ein Defizit in beiden Bereichen.

2.3.2 Die Doppel-Defizithypothese

Der Zusammenhang einer Lese-Rechtschreibstörung mit einer beeinträchtigten Benennungsgeschwindigkeit wurde erstmals von Denckla und Rudel (1976) festgestellt. Weitere Studien replizierten diese Ergebnisse indem sie zeigten, dass Kinder mit Lese-Rechtschreibstörung beim schnellen seriellen Benennen von Ziffern, Buchstaben, Farben und Objekten signifikant langsamer sind, als Kinder mit einer unauffällig entwickelten Lesefertigkeit (Wimmer & Mayringer, 2002). Diese Befunde führten dazu, dass Bowers und Wolf (1993; Wolf & Bowers, 1999) zwei unterschiedliche, unabhängige Defizite für die Verursachung von Lese-Rechtschreibstörungen vorschlagen. Während angenommen wird, dass ein Defizit in der phonologischen Bewusstheit zu hohen Fehlerraten beim Lesen und Rechtschreiben führt, wird ein Defizit im schnellen Benennen – das eine Beeinträchtigung des schnellen Abrufs mentaler Repräsentationen impliziert – vor allem mit einer verlangsamten Lesegeschwindigkeit in Zusammenhang gebracht. Ein De-

Beeinträchtigte Benennungsgeschwindigkeit

13

fizit in beiden Bereichen führt laut Wolf und Bowers sowohl zu fehlerhaftem und verlangsamtem Lesen, als auch zu einem Rechtschreibdefizit (Bowers, Golden, Kennedy & Young, 1994). Die Studien von Wimmer und Kollegen (2002; 2000) stützen diese theoretischen Annahmen für deutsprachige Kinder mit Lese-Rechtschreibstörung.

2.3.3   Alternative Defizithypothesen

Neben der phonologischen Defizithypothese und der darauf aufbauenden Doppel-Defizithypothese gibt es zahlreiche alternative Verursachungsannahmen. Die wichtigsten dieser alternativen Hypothesen sind die *magnozelluläre Defizithypothese* und die *Automatisierungsdefizithypothese*.

Die magnozelluläre-Defizithypothese

Die *magnozelluläre-Defizithypothese* basiert auf der Annahme, dass ein Defizit auf der Ebene der visuellen Informationsverarbeitung, im so genannten magnozellulären System, zu einer Beeinträchtigung der schnellen, aufmerksamkeitsgesteuerten Verarbeitung, zu instabilen binokularen Blickfixationen, zu defizitärer okulomotorischer Kontrolle und zu einer beeinträchtigten räumlichen Wahrnehmung führt. In der Folge erscheinen zu lesende Schriftzeichen bewegt und ungeordnet („crowding", vgl. Jacobs, Heller & Nazir, 1992; Stein, 2001) und es entstehen Auffälligkeiten bei der automatischen Worterkennung und dem flüssigen Lesen. Da es im auditiven System vergleichbare Zellen gibt, wird die magnozelluläre Defizithypothese in jüngster Zeit auch mit einem auditiven Defizit – nämlich mit Auffälligkeiten bei der Wahrnehmung kurzer oder schnell variierender Laute – in Verbindung gebracht und hiermit ein Defizit in der phonologischen Verarbeitung zu erklären versucht. Eine Reihe von Untersuchungen konnte jedoch eine Dysfunktion des magnozellulären Systems leserechtschreibgestörter Kinder nicht replizieren (Ramus, et al., 2003). Verschiedene Studien stellen zudem einen kausalen Zusammenhang eines magnozellulären Defizits mit einer Lese-Rechtschreibstörung in Frage (Hutzler, Kronbichler, Jacobs & Wimmer, 2006; Kronbichler, Hutzler & Wimmer, 2002).

Automatisierungsdefizithypothese

Im Rahmen der *Automatisierungsdefizithypothese*, die inzwischen zu einer umfassenden zerebellären Defizithypothese ausgeweitet wurde, werden zwei unterschiedliche Verursachungsmechanismen angenommen. Einerseits wird postuliert, dass milde motorische Defizite zu Artikulationsschwierigkeiten führen, die eine mangelnde Sensitivität für die phonemische Struktur der Sprache und eine reduzierte phonologische Bewusstheit verursachen. Andererseits wird angenommen, dass eine zerebellär verursachte reduzierte Verarbeitungsgeschwindigkeit zu Defiziten im schnellen Benennen und einer verlangsamten Lesegeschwindigkeit führt. Durch die Befunde mehrerer Studien konnten diese theoretischen Annahmen gestützt und anatomische Abnormalitäten und metabolische Aktivierungsunterschiede im

14

Zerebellum (Kleinhirn) nachgewiesen werden (vgl. Nicolson, Fawcett & Dean, 2001). Allerdings scheinen Automatisierungsdefizite eher mit einer Aufmerksamkeits-Defizit-Hyperaktivitäts-Störung als mit einer Lese-Rechtschreibstörung in Verbindung zu stehen (Wimmer, Mayringer & Raberger, 1999).

Zusammenfassend ist festzustellen, dass trotz intensiver Forschung bis jetzt lediglich die phonologische Verursachungsannahme allgemein anerkannt ist. Basale Verursachungstheorien (z. B. visuelle oder auditive Defizite) sind umstritten und keineswegs gesichert (vgl. Tabelle 5). Für die Therapie gilt deshalb nach wie vor, dass von einem Training basaler Wahrnehmungsfunktionen abzuraten ist und vor allem ein Training auf Symptomebene mit Einbezug der phonologischen Bewusstheit indiziert ist.

Training basaler Wahrnehmungsfunktionen ist nicht angezeigt

Tabelle 5:
Neurokognitive Modelle der Lese-Rechtschreib-Störung

Ätiologie der Lese-Rechtschreib-Störung	
Defizithypothese	**Kurzbeschreibung der Störung/Lokalisation**
Phonologisch	Repräsentation, Speicherung, Abruf von Sprachlauten Linke perisylvische Region
Phonologisch und Schnelles Benennen	Phonologische Bewusstheit Schnelles Benennen Linke perisylvische Region, Thalamus, Cerebellum
Magnozellulär	Wahrnehmung von Schrift Wahrnehmung kurzer, schnell variierender Laute Instabile binokulare Blickfixationen Okulomotorische Kontrolle Räumliche Wahrnehmung Visuelles und auditives System
Automatisierung	Informationsverarbeitung Motorik Artikulationsschwierigkeiten Verarbeitungsgeschwindigkeit Kurzzeitgedächtnis Cerebellum

2.4 Diagnostik der Lese-Rechtschreibstörung

Die Diagnose einer Lese-Rechtschreibstörung im Kindes- und Jugendalter erfolgt anhand der Kriterien der ICD-10 oder des DSM-IV und erfordert eine Reihe von differentialdiagnostischen Überlegungen. Die Abgrenzung einer umschriebenen Entwicklungsstörung schulischer Fertigkeiten von anderen psychischen Störungen (z. B. von Lernstörungen anderer Genese) ist vor allem für die Wahl der richtigen therapeutischen Maßnahmen von

Notwendige Abgrenzung der Störung

entscheidender Wichtigkeit. Neben den Lese- und Rechtschreibkompetenzen und dem allgemeinen Intelligenzniveau sollten immer auch die psychische und körperliche Gesundheit sowie die psychosozialen Lebensumstände und die psychosoziale Anpassung und Eingliederung mitberücksichtigt werden (vgl. auch Anhang A). Hierbei sollten insbesondere häufig auftretende komorbide Störungen (vgl. Kapitel 4) wie Aufmerksamkeitsstörungen, Angst und Depression Beachtung finden.

Im ICD-10, dem Handbuch psychischer Störungen der WHO, werden unter den umschriebenen Entwicklungsstörungen schulischer Fertigkeiten die *Lese- und Rechtschreibstörung* und die *isolierte Rechtschreibstörung* unterschieden. Der Unterschied zwischen beiden Störungen besteht darin, dass bei der Lese-Rechtschreibstörung das Lesen und fakultativ das Rechtschreiben betroffen sind, während bei der isolierten Rechtschreibstörung die Leseleistung im Normbereich liegt beziehungsweise auch in der Vorgeschichte immer gelegen haben muss (vgl. Tabelle 6).

Tabelle 6:
Diagnosekriterien nach der ICD-10 (Dilling et al., 2008)

Lese- und Rechtschreibstörung (F81.0)	Isolierte Rechtschreibstörung (F81.1)
A. Entweder 1. oder 2.	A. 1., 2. und 3.
1. Umschriebene und eindeutige Beeinträchtigung in der Entwicklung der Leseleistung und/oder des Leseverständnisses (Prozentrang < 10)	1. Umschriebene und eindeutige Beeinträchtigung in der Entwicklung der Rechtschreibfertigkeiten (Prozentrang < 10)
2. Umschriebene und eindeutige Beeinträchtigung in der Entwicklung der Rechtschreibleistung (Prozentrang < 10) **und** ernste Leseschwierigkeiten in der Vorgeschichte oder weiterhin bestehende Schwierigkeiten	2. Leseleistung, Leseverständnis sowie Rechnen liegen im Normbereich 3. In der Vorgeschichte keine ausgeprägten Leseschwierigkeiten
B. Die Teilleistung(en) liegt(en) mindestens 1,5 Standardabweichungen unter dem aufgrund von Alter und Intelligenz zu erwartenden Wert.	B. Die Teilleistung liegt mindestens 1,5 Standardabweichungen unter dem aufgrund von Alter und Intelligenz zu erwartenden Wert.
C. Die Störung behindert die Schulausbildung oder alltägliche Tätigkeiten, die Lesefertigkeiten erfordern.	C. Die Störung behindert die Schulausbildung oder alltägliche Tätigkeiten, die Rechtschreibfertigkeiten erfordern.
Ausschlusskriterien: • Allgemeine Intelligenzminderung (IQ < 70) • Unangemessene Beschulung • Probleme bedingt durch Seh- oder Hörstörungen • Erkrankungen, die zu einem Verlust der Lese-, Rechtschreibfähigkeiten, bzw. zu einer Lese-Rechtschreibhemmung führen	

Für die Diagnose beider Störungen wird das so genannte *doppelte Diskrepanzkriterium* gefordert. Dieses umfasst bei normaler Intelligenz (IQ > 70) und Beschulung zum einen eine unterdurchschnittliche Lese- und/oder Rechtschreibleistung (Prozentrang < 10) im Vergleich zur Altersgruppe (erstes Diskrepanzkriterium) und zum anderen eine Leistungsdifferenz im Lesen und/oder Rechtschreiben von mindestens 1,5 Standardabweichungen zu dem durch das Intelligenzniveau zu erwartenden Wert (zweites Diskrepanzkriterium).

Da sowohl bei einem hohen als auch bei einem niedrigen kognitiven Leistungsniveau das IQ-Diskrepanzkriterium den klinischen Eindruck der Lese-Rechtschreibleistung nicht immer adäquat abbildet, wird in Extrembereichen der Begabung die Anwendung des Regressionsmodells empfohlen (vgl. Deutsche Gesellschaft für Kinder- und Jugendpsychiatrie und Psychotherapie, 2003; Schulte-Körne, Deimel & Remschmidt, 2001). Im Vergleich zum klassischen IQ-Diskrepanzkriterium wird dabei für eine überdurchschnittliche Intelligenz eine höhere und für eine unterdurchschnittliche Intelligenz eine niedrigere Diskrepanz zum Erfüllen des Kriteriums benötigt. Gerade überdurchschnittlich intelligente Kinder erreichen in den standardisierten Testverfahren häufig Werte im knapp durchschnittlichen Bereich (Prozentrang > 10) und verfehlen damit das erste Diskrepanzkriterium. Durch die Anwendung des Regressionsmodells kann die Diagnose der Lese- und Rechtschreibstörung aber dennoch gestellt werden. Für administrative Zwecke, z. B. bei einem Antrag auf Eingliederungshilfe beim Jugendamt wird allerdings in der Regel der Rückgriff auf das doppelte Diskrepanzkriterium verlangt.

Neben einer Exploration zum schulischen Werdegang, der schriftsprachlichen Entwicklung und dem Ergebnis der testpsychologischen Untersuchung sollten in einer körperlich-neurologischen Untersuchung Seh- und Hörstörungen sowie neurologische Krankheiten ausgeschlossen werden.

Differenzialdiagnostisch abzugrenzen ist die Lese-Rechtschreibstörung von Schwierigkeiten im Lesen und Rechtschreiben durch eine *mangelnde Beschulung* aufgrund von häufigen Fehlzeiten, Schulwechsel, oder Fremdsprachigkeit des Kindes (Analphabetismus, ICD-10 Z55.8, Dilling, Freyberger & Cooper, 2010). Auch eine Vermeidung oder Verweigerung des Lesens und Schreibens (Lese-Rechtschreibhemmung), wie sie in Folge einer psychischen Erkrankung wie Depression oder Angststörung auftreten kann, ist keine spezifische Lernstörung (Lese-Rechtschreibverzögerung infolge einer emotionalen Störung, ICD-10 F93 + R46.0 bzw. R48.8, Dilling, et al., 2010). Der Verlust von bereits erworbenen Lese-Rechtschreibfähigkeiten durch eine Gehirnerkrankung oder -verletzung sind unter *Dyslexie/Alexie* und *Dysgraphie/Agraphie* erfasst (ICD-10, R48.0 bzw. R48.8, Dilling, et al., 2010). Lese-Rechtschreibprobleme, die auf eine verminderte Intelligenz zurückzuführen sind, werden der Intelligenzminderung zugeordnet (ICD-10, F70-F73, Dilling, et al., 2010).

Der zentrale Bestandteil der psychologischen Diagnostik ist die testpsychologische Erfassung der Lese- und Rechtschreibleistung. Hierzu dienen standardisierte Testverfahren, die entweder in Einzel- oder Gruppentestung durchgeführt werden können. Die Verwendung valider Verfahren zur Messung der Lese- und Rechtschreibkompetenz ist eine Grundvoraussetzung für eine aussagekräftige Diagnostik sowie die Auswahl passender Fördermaßnahmen. Neurokognitive Methoden (wie beispielsweise EEG- oder fMRT-Messungen) dienen bis heute ausschließlich Forschungszwecken. Bisher gefundene Auffälligkeitsmuster sind zu unspezifisch und können zum jetzigen Zeitpunkt noch nicht zur Diagnostik einer Entwicklungsstörung schulischer Fertigkeiten eingesetzt werden.

Neurokognitive Methoden sind nur für Forschungszwecke bedeutsam

2.4.1 Verfahren zur Diagnostik einer Rechtschreibstörung

Quantitative und qualitative Fehlerauswertung

Rechtschreibtests werden standardisiert und zumeist in Form eines Lückendiktates vorgegeben. Neben einer quantitativen Auswertung der Falsch- beziehungsweise Richtigschreibungen, beinhalten viele Testverfahren auch eine qualitative Fehleranalyse, die detailliertere Rückschlüsse auf den jeweiligen Problembereich und die nötigen Fördermaßnahmen liefern sollen. Allerdings ist die Validität der verwendeten qualitativen Systeme häufig ungeklärt und in der Regel nicht empirisch untersucht. Für die Planung der Fördermaßnahmen ist eine theoretisch fundierte qualitative Fehlerauswertung (vgl. Tabelle 7) jedoch sehr gut zu verwenden.

Zu beachten ist bei der Interpretation der Testergebisse, dass vor allem Kinder mit höherer Intelligenz durch Auswendiglernen Schwächen in der Rechtschreibung in den ersten Grundschuljahren häufig noch relativ gut kompensieren können. So zeigt sich bei diesen Kindern die Rechtschreibstörung oft erst ab der dritten oder vierten Klasse, sobald in der Schule auch ungeübte Diktate geschrieben werden und der vorausgesetzte Grundwortschatz deutlich größer wird.

Tabelle 7:
Mögliche qualitative Fehlerkategorien

nicht lautgetreue Fehler	
Umstellung von Buchstaben im Wort	*sperchen* statt sprechen
Auslassung von Buchstaben	*steiten* statt streiten
Einfügen von zusätzlichen Buchstaben	*Aunto* statt Auto
Verdrehung von Buchstaben z. B. b-d; p-q	*Rade* statt Rabe

18

Regelfehler	
Schreibung von Wortendungen	*Kata* statt Kater
Dehnungsfehler (ie, stummes h)	*Wise* statt Wiese
Dopplungsfehler	*Muter* statt Mutter
Differenzierungsfehler (d-t, g-k)	*Kint* statt Kind
Ableitungsfehler	*Meuse* statt Mäuse
Schärfungsfehler (ß)	*stosen* statt stoßen
Vorsilben	*forsagen* statt vorsagen
Groß-Kleinschreibung	*freude* statt Freude
Merkfehler	
Wörter mit Doppelvokalen	*Mor* statt Moor
Merkwörter	*Fater* statt Vater

Zur psychologischen Diagnostik der Rechtschreibfertigkeiten stehen eine Reihe testpsychologischer Verfahren zur Verfügung, die vor allem den Grundschulbereich gut abdecken (vgl. Tabelle 8). Eine Empfehlung zur Auswahl eines Rechtschreibtests in Abhängigkeit von Klassenstufe und Schulquartal befindet sich in Abbildung 4.

Die Reihe *Deutscher Rechtschreibtest* (DERET 1-2+, Stock & Schneider, 2008a; DERET 3-4+, Stock & Schneider, 2008b) wurde für Ende der ersten bis Anfang der fünften Klasse normiert. Die Entwicklung der Testverfahren beruht auf einer Analyse der Lehrplananforderung aller Bundesländer sowie der gängigsten Lehrbücher und orientiert sich an theoretischen Modellen des Schriftspracherwerbs. Neben einem Gesamtfehlerwert kann durch die Erfassung der Häufigkeiten der verschiedenen Fehlerarten ein Fehlerprofil erstellt werden, das Hinweise auf mögliche Problembereiche im lautgetreuen oder orthographischen Rechtschreiben liefert.

DERET 1-2+
und DERET 3-4+

Die Reihe *Diagnostischer Rechtschreibtest* (DRT 1, Müller, 2003a; DRT 2, Müller, 2003b; DRT 3, Müller, 2001c; DRT 4, Grund, Haug & Naumann, 2003a; DRT 5, Grund, Haug & Naumann, 2003b) ermöglicht eine Überprüfung der Rechtschreibleistung vom Ende des ersten bis zur Mitte des fünften Schuljahres. Neben einer quantitativen Auswertung ist auch eine qualitative Analyse der Fehlerart möglich, die wertvolle Hinweise für Förderschwerpunkte im lautgetreuen und orthographischen Rechtschreiben liefert. Die Tests differenzieren hauptsächlich im unteren Leistungsbereich und können daher sehr gut für die Abschätzung des Schweregrads einer Rechtschreibstörung eingesetzt werden.

DRT 1 bis *DRT 5*

	1. Quartal	2. Quartal	3. Quartal	4. Quartal
1. Klasse				DERET 1-2+ DRT 1 WRT 1+
2. Klasse	DERET 1-2+ DRT 1	SLRT-II WRT 1+	SLRT-II WRT 1+	DERET 1-2+ DRT 2 WRT 2+
3. Klasse	DERET 1-2+ DRT 2 WRT 2+	SLRT-II WRT 2+	DRT 3	DERET 3-4+ WRT 3+
4. Klasse	DERET 3-4+ DRT 4 WRT 3+	SLRT-II WRT 3+		DERET 3-4+ WRT 4+
5. Klasse	DRT 5 WRT 4+			HSP 5-9
6.–9. Klasse				HSP 5-9
	ab dem 15. Lebensjahr kann der R-T eingesetzt werden			

Abbildung 4:

Zeitschema zur Verwendung von Rechtschreibtests aufgeteilt nach Klassenstufe und Schulquartal

WRT 1+ bis WRT 4+

Die Reihe der *Weingartner Grundwortschatz Rechtschreibtests* kann ab Ende der ersten Klasse bis zum Beginn der fünften Hauptschulklasse verwendet werden (WRT 3+, Birkel, 2007a; WRT 1+, Birkel, 2007b; WRT 2+, Birkel, 2007c; WRT 4+, Birkel, 2007d). Die WRT-Serie bietet den Vorteil, dass Normen für einen längeren Testzeitraum vorliegen, so dass die Testverfahren auch für die Therapie-Verlaufskontrolle kürzerer Förderabschnitte genutzt werden können. Allerdings differenziert der WRT 1+ nicht sehr gut im unteren Leistungsbereich.

Die Weiterentwicklung des *Salzburger Lese- und Rechtschreibtests* (SLRT-
II, Landerl & Moll, 2010) umfasst Normen von Anfang der zweiten bis zur
vierten Schulstufe. Der SLRT-II basiert auf aktuellen Forschungsbefunden
zur phonologischen Verarbeitung beim Schriftspracherwerb und unterscheidet zwischen drei Fehlerarten: Fehler beim lautgetreuen Rechtschreiben, orthographische Fehler und Groß-Kleinschreibungsfehler. Es liegen
Normen für die Gesamtfehlerzahl sowie die Summe der orthographischen
und nicht lautgetreuen Fehler vor. Für die nicht lautgetreuen und Groß-
Kleinschreibungsfehler sind zusätzlich kritische Fehlerwerte angegeben.
Die Auswertung nach Fehlertypen ermöglicht eine leichte und schnelle
Erfassung des spezifischen Defizits, woraus sich wiederum gezielte Fördermaßnahmen ableiten lassen, die auch im Handbuch beschrieben werden. Das Vorliegen von zwei Parallelformen ermöglicht die Überprüfung
von Lernfortschritten im Rahmen der Förderung. Allerdings wurde das
Testverfahren nur an einer österreichischen und süddeutschen Stichprobe
normiert.

Die *Hamburger Schreibprobe* (HSP 1-9, May, 2002) kann ab Mitte der
ersten bis Ende der neunten Klasse eingesetzt werden. Bei der Testversion
für 5. bis 9. Klassen stehen zwei Varianten zur Verfügung: die HSP-B, die
im unteren Leistungsbereich differenziert und die Basiskompetenzen erfasst
und die HSP-EK, die für die Erhebung der „erweiterten Kompetenzen" im
oberen Leistungsbereich eingesetzt werden kann. Neben der Anzahl richtig
geschriebener Wörter können auch die Graphemtreffer sowie Probleme in
den angewandten Rechtschreibstrategien ausgewertet werden. Allerdings
gab es immer wieder Kritik an der tendenziellen Unterschätzung der Rechtschreibprobleme durch die HSP sowie an konzeptionellen Schwächen in
der Problemanalyse der Rechtschreibstrategien (Tacke, Völker & Lohmüller, 2001).

Für die Erfassung der Rechtschreibleistung im späteren Sekundarbereich
stehen nur wenige Testverfahren zur Verfügung. Neben der HSP 1-9 kann
der *Rechtschreibtest für 6. und 7. Klassen* (RST 6-7, von Rieder, 1992)
verwendet werden. Die Rechtschreibleistung wird dabei auf zwei Arten
erfasst: Der erste Testteil überprüft die Kompetenz im Korrekturlesen und
der zweite Teil die Anzahl richtig geschriebener Wörter in einem Lücken-
diktat.

Für ältere Jugendliche und Erwachsene steht der *Rechtschreibungstest* (R-T,
Kersting & Althoff, 2004) zur Verfügung. Für dieses Verfahren liegen Normen für Jugendliche und Erwachsene im Alter von 15 bis 30 Jahren getrennt
nach unterschiedlicher Schulbildung ((Fach-)Abitur, mittlere Reife) vor.
Der verwendete Wortschatz ist allerdings teilweise etwas veraltet, obwohl
der Test neu normiert wurde.

Tabelle 8:
Überblick über Testverfahren zur Erfassung der Rechtschreibkompetenz

Erfassung der Rechtschreibkompetenz					
Test	Aufgabenstellung	Dauer	Norm-gruppe	Normierung	Gruppen-test
DERET 1-2+	Lückendiktat	30 min	2 095 (1. KS) 2 009 (2. KS)	2003	ja
DERET 3-4+	Lückendiktat	30 min	2 033 (3. KS) 2 021 (4. KS)	2003	ja
DRT 1	Lückendiktat	30–45 min	1 488	1990 veröffentl.	ja
DRT 2	Lückendiktat	25–45 min	2 313	1995	ja
DRT 3	Lückendiktat	25–45 min	2 234	1995	ja
DRT 4	Lückendiktat	40–45 min	2 148	1992	ja
DRT 5	Lückendiktat	40–45 min	3 131	1993	ja
HSP 1+	Lückendiktat/ kurze Sätze	30 min	1 219–1 479	2001	ja
HSP 2	Lückendiktat/ kurze Sätze	30 min	1 899	2001	ja
HSP 3	Lückendiktat/ kurze Sätze	30 min	1 365–1 511	2001	ja
HSP 4/5	Lückendiktat/ kurze Sätze	30 min	497–1 805	2001	ja
HSP 5-9	Lückendiktat/ kurze Sätze	30 min	440–1 891	2001	ja
RST 6-7	Korrekturlesen/Lückendiktat	45 min	6 956	1992 veröffentl.	ja
R-T	Lückendiktat	15 min	1 700	2004 veröffentl.	ja
SLRT-II	Lückendiktat	25–40 min	3 346	2006–2008	ja
WRT 1+	Lückendiktat	45 min	1 200–2 000	2003/2004	ja
WRT 2+	Lückendiktat	45 min	1 200–2 000	2003/2004	ja
WRT 3+	Lückendiktat	45 min; Kurzform 15–20 min.	1 200–2 000	2003/2004	ja
WRT 4+	Lückendiktat	46 min, Kurzform 15–20 min.	1 200–2 000	2003/2004	ja

2.4.2 Verfahren zur Diagnostik einer Lesestörung

Nachdem im deutschsprachigen Raum lange Zeit kaum geeignete Lesetests zur Verfügung standen, hat sich die Situation inzwischen deutlich gebessert (vgl. Tabelle 9). Es gibt Testverfahren, die als Einzeltests vorgegeben werden müssen, allerdings existiert inzwischen auch eine Anzahl von Gruppentests. In Abbildung 5 befindet sich eine Übersicht über empfohlene Lesetests in Abhängigkeit von Klassenstufe und Schulquartal.

	1. Quartal	2. Quartal	3. Quartal	4. Quartal
1. Klasse			SLRT-II	ELFE 1-6 KNUSPEL-L
2. Klasse	SLRT-II SLS 1-4	SLS 1-4 KNUSPEL-L ELFE 1-6	SLRT-II SLS 1-4	KNUSPEL-L ELFE 1-6
3. Klasse	SLRT-II	SLS 1-4 KNUSPEL-L ELFE 1-6	SLRT-II	SLS 1-4 KNUSPEL-L ELFE 1-6
4. Klasse	SLRT-II	SLS 1-4 KNUSPEL-L ELFE 1-6	SLS 1-4	KNUSPEL-L ELFE 1-6
5. Klasse		ELFE 1-6 FLVT 5-6	SLRT-II	SLS 5-8 ELFE 1-6
6. Klasse		ELFE 1-6 FLVT 5-6 LGVT 6-12	SLRT-II	SLS 5-8 ELFE 1-6
7. Klasse			LGVT 6-12 WLST 7-12	SLS 5-8
8. Klasse			LGVT 6-12 WLST 7-12	SLS 5-8
9.–12. Klasse			LGVT 6-12 WLST 7-12	
Für Erwachsene kann der SLRT-II eingesetzt werden				

Abbildung 5:
Zeitschema zur Verwendung von Lese- und Leseverständnistests aufgeteilt nach Klassenstufe und Schulquartal

23

SLRT Der *Salzburger Lese- und Rechtschreibtest* (SLRT-II, Landerl & Moll, 2010) kann von der ersten bis zur sechsten Klasse und im Erwachsenenalter eingesetzt werden und erfasst zum einen Defizite in der automatischen, direkten Worterkennung und zum anderen Defizite der synthetischen, lautierenden Rekodierfähigkeit. Mit einer Zeitbeschränkung von einer Minute muss in einer Einzeltestung eine Liste von zunehmend komplexer werdenden Wörtern beziehungsweise Pseudowörtern laut vorgelesen werden. Durch das Testverfahren können sehr zeitökonomisch und differenziert Schwächen beim Erlernen des Lesens festgestellt werden. Im Handbuch werden je nach Defizitbereich Förderhinweise gegeben und Therapieprogramme empfohlen. Der SLRT-II differenziert gut im unteren Leistungsbereich und ermöglicht durch das Vorliegen von zwei Parallelformen die Überprüfung von Lernfortschritten im Rahmen der Förderung.

SLS 1-4 und SLS 5-8 Das *Salzburger Lesescreening* ermöglicht eine ökonomische Erstbeurteilung der basalen Lesefertigkeiten und kann als Gruppentest eingesetzt werden. Der Test liegt für die erste bis vierte Klasse (SLS 1-4, Mayringer & Wimmer, 2003) sowie für die fünfte bis achte Klasse (SLS 5-8, Auer, Gruber, Mayringer & Wimmer, 2005) vor. Innerhalb von drei Minuten müssen inhaltlich sehr einfache Sätze möglichst schnell hinsichtlich ihrer Richtigkeit bewertet werden (z. B. „Erdbeeren sind blau."). Da in den beiden Testverfahren jeweils über alle vier Schulstufen hinweg dasselbe Lesematerial verwendet wird, kann neben der Bestimmung eines Lesequotienten auch der zeitliche Vorsprung oder Rückstand in der Leseentwicklung ermittelt werden. Zur weiteren Abklärung eines schwachen Testergebnisses sollte zusätzlich eine differenzierte, individuelle Beurteilung der Lesefertigkeiten vorgenommen werden.

WLLP Die *Würzburger Leise Leseprobe* (WLLP, Küspert & Schneider, 1998) prüft die Wortlesegeschwindigkeit für das Schuljahresende der ersten bis vierten Klasse. In diesem Speed-Test muss aus jeweils vier Bildalternativen das zu einem geschriebenen Wort passende ausgewählt und angestrichen werden. Zu einer ersten Orientierung ist das Testverfahren gut einsetzbar, für eine differenzierte Diagnostik ist allerdings ein ergänzendes, ausführlicheres Verfahren empfehlenswert.

ZLT Der *Zürcher Lesetest* (ZLT, Lindner & Grissemann, 2000) kann von der zweiten bis zur sechsten Klasse eingesetzt werden und erfasst in Wort- und Textleseaufgaben Lesegenauigkeit und Lesegeschwindigkeit. Allerdings wurde der Test zuletzt zu Beginn der 80er Jahre neu normiert, und die Texte sind in veralteter Sprache verfasst.

Knuspel-L Das Testverfahren *Knuspels Leseaufgaben* (KNUSPEL-L, Marx, 1998) misst mit insgesamt vier Subtests neben den grundlegenden Lesefertigkeiten des Rekodierens und Dekodierens auf Wortebene auch das Leseverstehen auf der Satzebene und das zur Beurteilung des Leseverstehens notwendige Hörverstehen. Der Test kann ab Ende des ersten bis Ende des vierten Schuljah-

24

res eingesetzt werden. Da neben grundlegenden Lesefertigkeiten auch sehr stark phonologische Fertigkeiten sowie sinnverstehendes Lesen erfasst werden, ist das Testverfahren eher nicht den klassischen Lesetests zuzuordnen.

Mit dem *Lesegeschwindigkeits- und Verständnistest* (LGVT 6-12, Schneider, Schlagmüller & Ennemoser, 2007) liegt ein Testverfahren vor, das ab der sechsten und bis zur zwölften Klasse auch im späten Sekundarbereich eingesetzt werden kann. In einem zusammenhängenden Text werden an mehreren Textstellen verschiedene Optionen zur Vervollständigung des Satzes angeboten und das für den Textzusammenhang passende Wort muss ausgewählt werden. Allerdings erfasst dieser Test neben der Lesegeschwindigkeit auch das Leseverständnis.

LGVT 6-12

Tabelle 9:
Überblick über Testverfahren zur Erfassung der Leseleistung

Erfassung der basalen Leseleistung					
Test	Erfassungsbereich	Dauer	Norm-gruppe	Normierung	Gruppen-test
KNUSPEL-L	Hörverstehen; Erkennen lautgleicher Wörter; Erkennen von Wortbedeutungen; Leseverstehen	ca. 45 min	4 746	1994–1997	ja
LGVT 6-12	Leseverständnis; Lesegeschwindigkeit	ca. 10 min	2 390	2000–2004	ja
SLRT-II	Lesegeschwindigkeit (Wörter, Pseudowörter)	ca. 10 min	1 988	2006–2008	nein
SLS 1-4	basale Lesefertigkeit	ca. 15 min	1 867	2003 veröffentlicht	ja
SLS 5-8	basale Lesefertigkeit	ca. 15 min	3 042	2005 veröffentlicht	ja
WLLP	Lesegeschwindigkeit (Wörter)	ca. 15 min	2 820	1995–1997	ja
ZLT	Lesegenauigkeit und Lesegeschwindigkeit (Einzellaute, Wörter, Texte)	ca. 15–25 min	449	1973/ 1974/ 1981	nein

2.4.3 Verfahren zur Diagnostik von Leseverständnisproblemen

Neben basalen Lesefähigkeiten wie Lesesicherheit und Lesegeschwindigkeit ist vor allem ab der späteren Grundschulzeit das Leseverständnis, also die Erfassung von Wortbedeutungen, das Verstehen von Sätzen und Texten und die Extraktion von Informationen, einer der bedeutendsten Faktoren bei der Aneignung von Wissen (vgl. Tabelle 10). Allerdings sollte ein Leseverständnisproblem nur diagnostiziert werden, wenn die Testung der basalen Lesefertigkeiten ein unauffälliges Ergebnis erzielt hat. Auch das Vorliegen von speziellen Aufmerksamkeits- und Gedächtnisproblemen, die das Leseverständnis einschränken können, sollten differentialdiagnostisch abgeklärt werden (vgl. auch Anhang B). Eine Empfehlung zur Auswahl eines Leseverständnistests in Abhängigkeit von Klassenstufe und Schulquartal befindet sich in Abbildung 5.

ELFE 1-6 Beim *Leseverständnistest für Erst- bis Sechstklässler* (ELFE 1-6, Lenhard & Schneider, 2006) handelt es sich um einen Test, der ab Ende der ersten bis zur sechsten Klasse eingesetzt werden kann. Das Verfahren kann wahlweise als Computerprogramm in Einzeltestung oder als Papier- und Bleistiftversion in Gruppentestung durchgeführt werden.

HAMLET 3-4 Der *Hamburger Lesetest* (HAMLET 3-4, Lehmann, Peek & Poerschke, 2006) misst am Ende der dritten und vierten Klasse das erreichte Leseverständnis. Das Testverfahren besteht aus einem Worterkennungs- und einem Leseverständnis-Teil, der sich aus zehn Texten mit Fragen im Multiple-Choice-Format zusammensetzt. Der Worterkennungstest liefert grundlegende Informationen zur Lesefertigkeit und -geschwindigkeit. Mit dem Leseverständnistest kann die bereits erreichte Stufe des sinnentnehmenden stillen Lesens bestimmt werden. Der Test kann als Gruppentest durchgeführt werden, ist allerdings zeitlich eher aufwändig.

FLVT 5-6 Der *Frankfurter Leseverständnistest* (FLVT 5-6, Souvignier, Trenk-Hinterberger, Adam-Schwebe & Gold, 2008) prüft das Leseverständnis von Fünft- und Sechstklässlern. Im Multiple-Choice-Verfahren müssen Fragen zu einer Erzählung und einem Sachtext beantwortet werden. Anhand des Gesamtergebnisses kann ein Fertigkeitsniveau des sinnentnehmenden Lesens bestimmt werden. Die Normen sind nach Schularten getrennt und gut differenzierend, die Auswertung ist ökonomisch und einfach.

LGVT 6-12 In der oberen Sekundarstufe kann der bereits erwähnte *Lesegeschwindig-keits- und Verständnistest* (LGVT 6-12, Schneider, et al., 2007) eingesetzt werden.

WLST 7-12 Alternativ bietet sich der *Würzburger Lesestrategie-Wissenstest* (WLST 7-12, Schlagmüller & Schneider, 2007) an. Der WLST erfasst das Lesestrategiewissen von Schülern der Klassenstufen sieben bis zwölf und zeigt an, ob Schüler über effektive Strategien zum Behalten und Verstehen von gelesenen Texten verfügen. Im Test werden sechs verschiedene Lernszenarien dargeboten, und zu jeder Situation soll die Qualität und Nützlichkeit von fünf verschiedenen Vorgehensweisen zum Erreichen eines Lernziels bewertet werden.

Überblick über Testverfahren zur Erfassung des Leseverständnisses

Erfassung des Leseverständnisses					
Test	Erfassungsbereich	Dauer	Norm-gruppe	Normierung	Gruppen-test
ELFE 1-6	Wort-, Satz-, Textver-ständnis; Lesegeschwin-digkeit (nur in Computer-version)	ca. 20–30 min	4 893	2004	Papier: ja; Computer: nein
FLVT 5-6	Leseverständnis	ca. 45 min	2 476	2008 ver-öffentlicht	ja
HAMLET 3-4	Lesegeschwindigkeit (Wörter); Leseverständ-nis	ca. 90 min	1 704–1 770	1995	ja
LGVT 6-12	Leseverständnis; Lesegeschwindigkeit	ca. 10 min	2 390	2000–2004	ja
WLST 7-12	Kenntnis von Lese-strategien	ca. 30 min	4 490	2003/2004	ja

2.4.4 Verfahren zur Früherkennung von Lese-Rechtschreibschwierigkeiten

Je früher eine Lese-Rechtschreibstörung diagnostiziert wird, desto eher kann gezielte Förderung einsetzen und einem starken Absinken hinter die Leistung der Altersgruppe entgegen gewirkt werden. Oftmals vergeht allerdings bis zur passenden Diagnose kostbare Zeit. Umso wichtiger sind deswegen Verfahren, die eine Früherkennung von Risikokindern ermöglichen.

Das *Bielefelder Screening zur Früherkennung von Lese-Rechtschreib-schwierigkeiten* (BISC, Jansen, Mannhaupt, Marx & Skowronek, 2002) erlaubt bereits im Vorschulalter (zehn beziehungsweise vier Monate vor der Einschulung) die Abschätzung des Risikos zur späteren Ausbildung von Lese-Rechtschreibschwierigkeiten. Das Testverfahren prüft die phonologische Bewusstheit, die als Grundvoraussetzung für den erfolgreichen Schriftspracherwerb gesehen wird, sowie Arbeitsgedächtniskapazität, Zugriffsgeschwindigkeit auf das mentale Lexikon und visuelle Diskriminierung. Aus den ermittelten Ergebnissen lassen sich bereits vor der Einschulung die Wahrscheinlichkeit eines zukünftigen Erfolgs oder Misserfolgs im Lesen- und Schreibenlernen vorhersagen und unmittelbare Schlüsse für die Förderung ziehen.

BISC

Die *Basiskompetenzen für Lese-Rechtschreibleistungen* (BAKO 1-4, Stock, Marx & Schneider, 2003) überprüfen ebenfalls die phonologische Bewusstheit von Erst- bis Viertklässlern für die frühzeitige Diagnostik einer Lese-Rechtschreib-Störung. Das Verfahren umfasst sieben Subtests: Pseudowort-Segmentierung, Vokalersetzung, Restwortbestimmung, Phonemvertauschung, Lautkategorisierung, Vokallängenbestimmung und Wortumkehr. Durch einfaches Auszählen der richtigen Antworten wird der Gesamttestwert bestimmt. Zusätzlich kann auf Subtestebene ein Leistungsprofil erstellt werden, das Hinweise auf mögliche Problembereiche liefert.

2.4.5 Verfahren zur Diagnostik der Intelligenz

Für die Diagnose einer Teilleistungsstörung schulischer Fertigkeiten ist auch immer eine Intelligenzdiagnostik notwendig. Das liegt vor allem an dem im ICD-10 (Dilling, et al., 2008) geforderten Diskrepanzkriterium von 1,5 Standardabweichungen zwischen Intelligenzwert und dem erreichten Ergebnis in der schulischen Teilleistung sowie dem Ausschlusskriterium einer geminderten Intelligenz (IQ unter 70). Allgemein gilt, dass Kinder mit einer Lese-Rechtschreibstörung häufig Probleme im sprachlichen Bereich, Kinder mit einer Rechenstörung Probleme mit dem Arbeitsgedächtnis beziehungsweise bei räumlich-visuellen Aufgaben haben. Da alle Intelligenzverfahren zumeist mehrere Aufgaben enthalten, die den einen oder anderen Bereich testen, unterschätzen die Intelligenztests den tatsächlichen Intelligenzwert der Kinder mit einer Entwicklungsstörung schulischer Leistungen häufig. Dies ist bei der Interpretation der Tests sowie der Anwendung des Diskrepanzkriteriums unbedingt zu beachten. Unter Umständen kann es nötig sein, nur den Verbal- beziehungsweise Handlungteil eines Intelligenztests in Bezug zur Teilleistung zu setzen.

Sprachfreie Intelligenztests (CFT 1, Catell, Weiß & Osterland, 1997; CFT 20-R, Weiß, 2008) sind als orientierende Verfahren einzusetzen, für die Diagnose einer Entwicklungsstörung schulischer Fertigkeiten ist wegen einer höheren Messgenauigkeit allerdings ein ausführliches Verfahren vorzuziehen (K-ABC, A. S. Kaufman & Kaufman, 2001; AID 2, Kubinger, 2009; HAWIK-IV, Petermann & Petermann, 2007), da dieses eine differenzierte Einschätzung der kognitiven Leistungsfähigkeit des Kindes erlaubt.

2.5 Therapie der Lese-Rechtschreibstörung

Kinder, bei denen durch eine sorgfältige Diagnostik das Risiko für die Entwicklung von Problemen im Schriftspracherwerb oder eine bereits eingetretene Lese-Rechtschreibstörung festgestellt wurde, benötigen eine gezielte Förderung. Es sollte nicht abgewartet werden, da ansonsten der Lernrückstand zur Altersgruppe stetig wächst und anhaltende Misserfolgserlebnisse die psychische Stabilität gefährden (vgl. auch Abschnitt 4.5). Neben der Einschätzung des spezifischen Problembereichs anhand der testpsychologischen Untersuchungsunterlagen und der Auswahl der passenden Therapieinhalte steht vor Beginn der Förderung die Festlegung der Therapieziele des betroffenen Kindes. Es sollte besprochen werden, welche Stärken und Schwächen das Kind bei sich sieht, in welchen Bereichen die größten Schwierigkeiten liegen, was das Kind durch die Therapie erreichen möchte und welche Lösungsstrategien es zur Zielverwirklichung einsetzen kann (vgl. Abbildung 6).

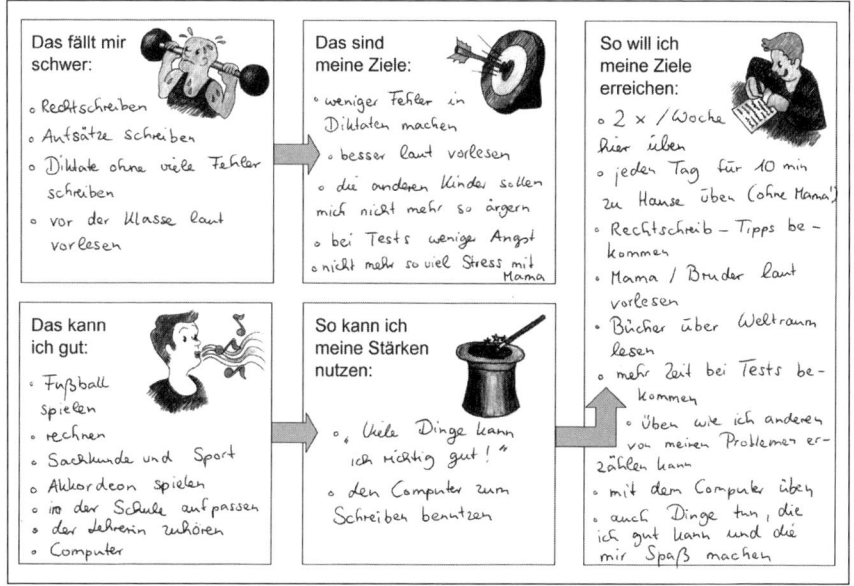

Abbildung 6:
Beispiel für die Formulierung von Therapiezielen mit einem neunjährigen Jungen

Im Mittelpunkt der Lese-Rechtschreibtherapie steht dann die *spezifische Übungsbehandlung*, die am Symptom (d. h. der Lese- und Rechtschreibfähigkeit) ansetzt und das Lesen und Rechtschreiben verbessern soll. Diese sollte immer an das individuelle Symptommuster des Kindes angepasst sein, den Entwicklungsstand des Kindes mit einbeziehen und stufenweise erfolgen. Dabei sollten die jeweiligen Probleme des Kindes im Lesen und/oder Rechtschreiben genau analysiert werden und auf demjenigen Leistungsniveau mit der Förderung begonnen werden, auf dem sich das Kind gerade befindet (vgl. Abbildung 7). Häufige kurze Übungseinheiten haben sich dabei als wirksamer erwiesen als seltenes und langes Üben. Neben hilfreichen Strategien und Regeln, die das Lesen und Rechtschreiben erleichtern, sollten auch Techniken der Fehlerkontrolle vermittelt werden (beispiels-

Spezifische Übungsbehandlung steht im Mittelpunkt therapeutischer Intervention

29

weise das erneute Lesen des Textes nach ein paar Stunden, oder das Korrigieren des Textes von „hinten nach vorne", d. h. es wird mit dem letzten Wort begonnen, dann das Vorletzte usw.). Wichtig ist darauf zu achten, dass Überforderung und Frustration vermieden werden, so dass durch Erfolgserlebnisse Leistungsangst ab- und Selbstvertrauen und Motivation wieder aufgebaut werden können (Schulte-Körne, 2006). Häufig bessern sich psychische Überforderungssymptome mit durch die Förderung eintretenden Erfolgserlebnissen und einem Abbau von Leistungsangst.

Vermeidung von Überforderung und Frustration

Therapie der späten Symptomatik:

Einüben von Rechtschreibregeln

Lernen von Ausnahmewörtern

Verbesserung der Lesegeschwindigkeit und des orthographischen Rechtschreibens

⇧

Therapie der frühen Symptomatik:

Festigung der Laut-Buchstabe-Zuordnungen

Training mit lautgetreuem Wortmaterial und Pseudowörtern

Verbesserung der Lesegenauigkeit und des lautgetreuen Rechtschreibens

⇧

Training von Vorläuferfertigkeiten:

Buchstabenkenntnisse

Lautanalyse und Synthese

Verbesserung der Phonologischen Bewusstheit

Abbildung 7:
Stufen des Vorgehens bei einer Lese-Rechtschreibtherapie

Neben einer bedeutsamen Verbesserung der Lese- und Rechtschreibleistung sollte immer auch eine stabile psychische Entwicklung angestrebt werden (vgl. Abbildung 8). Eine *Behandlung der psychischen Begleitstörungen* umfasst vor allem den Abbau von Leistungsangst und den Aufbau von Lernmotivation, aber auch Übungen zur Konzentration und Entspannung. Dabei kommt besonders der *Psychoedukation* eine große Bedeutung zu. Neben der kindgerechten Vermittlung von Informationen über Symptome, Ursachen und Behandlung der Lese-Rechtschreibstörung, steht hier vor allem auch die psychische Stabilisierung des Kindes im Vordergrund. Eine Erklärung dafür, warum dem Kind oder Jugendlichen das Lesen und Rechtschreiben so schwer fällt, stellt häufig schon eine große Entlastung dar.

Psychoedukation

Außerdem sollte besprochen werden, wie mit der Störung in Alltag und Schule umgegangen werden kann und wie Versagenserlebnisse adäquat verarbeitet werden können. Auch das Einüben von Bewältigungsstrategien und das Erkennen und der Einsatz eigener Stärken und Ressourcen zur Kompensation der Schwächen stellen einen zentralen Punkt der Lese-Rechtschreibtherapie dar. Das Kind muss in die Lage versetzt werden Fehler beim Lesen und Rechtschreiben und schlechtere Leistungen im Deutschunterricht ohne übermäßige Frustration und vor allem ohne eine Beeinträchtigung des Selbstwertgefühls zu bewältigen.

Liegt die Lese-Rechtschreibstörung in einem besonders schweren Ausprägungsgrad vor, ist das Lesen und Rechtschreiben auch nach jahrelanger Förderung häufig lebenslang nicht fehlerfrei und problemlos möglich. Deswegen ist es unabdingbar, dass eine erfolgreiche Förderung neben problemorientierten Fördermaßnahmen auch Kompensationsstrategien enthält und einübt, die die Stärken des Kindes herausstellen, alternative Begabungen unterstützen und zur Bewältigung alltäglicher, schulischer und beruflicher Probleme genutzt werden können.

Vermittlung von Kompensationsstrategien

Treten anhaltend psychische und/ oder körperliche Symptome auf, die auf eine sekundäre komorbide Erkrankung hinweisen, können zusätzlich *psychotherapeutische Maßnahmen* notwendig werden, die gezielt die psychopathologischen Symptome wie beispielsweise Schulangst, somatoforme Störungen, Einnässen oder dissoziales Verhalten spezifisch behandeln.

Behandlung möglicher komorbider Störungen

Liegen andere komorbide Störungen vor, so muss dies in der Therapieplanung unbedingt beachtet werden. Vor allem bei Kindern mit Aufmerksamkeitsproblemen sollte auf eine klare Strukturierung sowie eine abwechslungsreiche Gestaltung der Stunden geachtet werden: Konzentriertes Arbeiten und entspannende Spielpausen müssen sich abwechseln. Eventuell ist auch hier eine zusätzliche verhaltenstherapeutische oder medikamentöse Behandlung notwendig.

Neben einer spezifischen Förderung des betroffenen Kindes oder Jugendlichen muss auch immer die *Zusammenarbeit mit Eltern und Schule* Teil der Therapie sein. In der Elternarbeit kommt vor allem der Aufklärung über Störungsbild und Ursachenmodelle sowie der Entlastung der oftmals angespannten Hausaufgaben- und Übungssituation große Bedeutung zu. Die Anforderungen durch das Elternhaus an die Leistungsmöglichkeiten des Kindes müssen besprochen und an die gegebenen Voraussetzungen angepasst werden.

Entlastung der häuslichen Belastungssituation

Zur Entlastung der schulischen Situation und um eine mögliche Benachteiligung durch die Lese-Rechtschreibstörung auszuschließen, sehen kultusministerielle Verordnungen spezifische schulische Fördermaßnahmen und einen Nachteilsausgleich vor. Der Nachteilsausgleich umfasst neben Zeitzuschlägen von bis zu 50 Prozent auf alle schriftlichen Arbeiten, einer mündlichen

Nachteilsausgleich

31

statt schriftlichen Leistungsprüfung und anderen Formen der Hilfestellung auch ein Aussetzen der Rechtschreibnote in allen Fächern (auch Fremdsprachen) zumeist bis zur Sekundarstufe. Allerdings sind die Bestimmungen, nach denen spezifische Fördermaßnahmen und Nachteilsausgleich in den einzelnen Bundesländern gewährt werden, unterschiedlich, können aber auf der Internetseite des Bundesverbandes für Legasthenie genau nachgelesen werden (www.bvl-legasthenie.de). Ziel der *Zusammenarbeit mit Schule und Lehrern* ist vor allem das Schaffen von Verständnis für die Probleme des Kindes sowie die Umsetzung der länderspezifischen Maßnahmen einer schulischen Lese-Rechtschreibförderung und des Nachteilsausgleichs. Zusätzlich sollten Deutsch- beziehungsweise Klassenlehrer über mögliche Therapieinhalte und Fortschritte auf dem Laufenden gehalten werden und das Kind an ein konsequentes Umsetzen der erarbeiteten Strategien und Hilfen auch im Unterricht erinnern. Nur wenn das Kind lernt, die in der außerschulischen Förderung gelernten Strategien auch im Alltag sowie in der Schule einzusetzen, kann eine Förderung als erfolgreich bewertet werden.

Eingliede-
rungshilfe
(§ 35a SGB VIII)

Die Kosten für eine außerschulische Therapie umschriebener Entwicklungsstörungen schulischer Fertigkeiten werden in der Regel nicht von den Krankenkassen getragen. Wird allerdings eine Lese-Rechtschreibstörung diagnostiziert und behindert diese Störung die Teilhabe des Kindes oder Jugendlichen am Leben in der Gesellschaft (drohende seelische Behinderung), oder ist eine solche Beeinträchtigung zu erwarten, so kann im Einzelfall die Therapie durch die Eingliederungshilfe (§ 35a SGB VIII) finanziert werden. Dazu muss beim zuständigen Jugendamt eine gutachterliche Stellungnahme vorgelegt werden.

Die Kernelemente bzw. wichtigsten Inhalte und Ziele der Therapie einer Teilleistungsstörung schulischer Fertigkeiten sind in Abbildung 8 noch einmal zusammengefasst.

Für die Übungsbehandlung von Lese-Rechtschreibproblemen werden zahlreiche Förderprogramme angeboten, allerdings wurde nur bei sehr wenigen ihre tatsächliche Wirksamkeit hinsichtlich einer Verbesserung der Lese-Rechtschreibleistung überprüft. Lerntheoretisch fundierte Therapieverfahren setzen am Symptom der Störung, also dem Lesen und Rechtschreiben an und vermitteln gezielt und auf den Entwicklungsstand des einzelnen Kindes angepasst Hilfestellungen und Kompensationsstrategien. Neben lerntheoretisch begründeten Therapieverfahren existiert auch eine Reihe alternativer Förderansätze, deren Wirksamkeit allerdings in der Fachwelt sehr umstritten ist (Suchodoletz, 2006).

Im Folgenden werden zunächst einige Förderprogramme zur Therapie der frühen und späten Symptomatik sowie der Prävention aufgeführt, die neueste Forschungsergebnisse berücksichtigen und deren Effektivität bereits empirisch nachgewiesen wurde. Anschließend wird kurz auf verschiedene alternative Behandlungsansätze eingegangen.

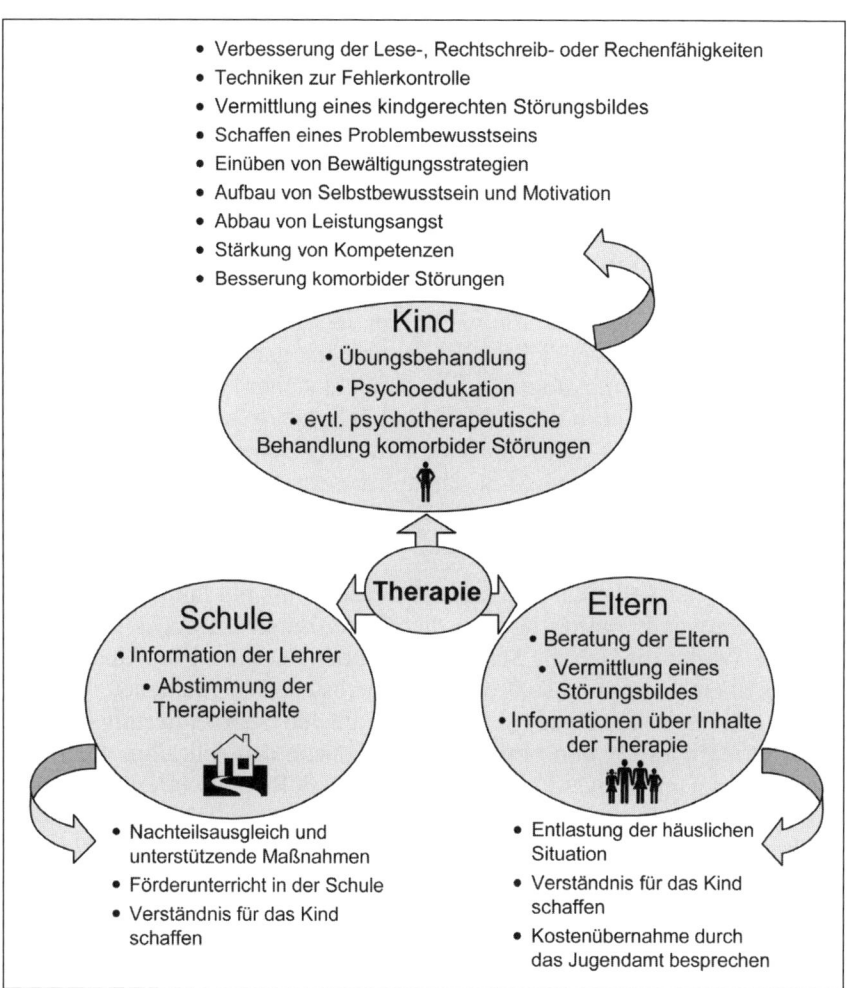

- Verbesserung der Lese-, Rechtschreib- oder Rechenfähigkeiten
- Techniken zur Fehlerkontrolle
- Vermittlung eines kindgerechten Störungsbildes
- Schaffen eines Problembewusstseins
- Einüben von Bewältigungsstrategien
- Aufbau von Selbstbewusstsein und Motivation
- Abbau von Leistungsangst
- Stärkung von Kompetenzen
- Besserung komorbider Störungen

Kind
- Übungsbehandlung
- Psychoedukation
- evtl. psychotherapeutische Behandlung komorbider Störungen

Therapie

Schule
- Information der Lehrer
- Abstimmung der Therapieinhalte

Eltern
- Beratung der Eltern
- Vermittlung eines Störungsbildes
- Informationen über Inhalte der Therapie

- Nachteilsausgleich und unterstützende Maßnahmen
- Förderunterricht in der Schule
- Verständnis für das Kind schaffen

- Entlastung der häuslichen Situation
- Verständnis für das Kind schaffen
- Kostenübernahme durch das Jugendamt besprechen

Abbildung 8:
Inhalte und Ziele einer Therapie bei einer Teilleistungsstörung schulischer Fertigkeiten

2.5.1 Therapie der frühen Symptomatik

Wie in Abschnitt 2.4 beschrieben, liefern einige Testverfahren bereits gezielte Hinweise darauf, in welchen Bereichen des Lesens oder Rechtschreibens Probleme vorliegen und an welchem Punkt eine Förderung ansetzen sollte. Schreibt ein Kind noch nicht lautgetreu, beziehungsweise macht es sehr viele Lesefehler, dann sollte unbedingt ein Förderprogramm angewendet werden, das auf der alphabetischen Stufe ansetzt und zunächst systematisch und schrittweise die Buchstabe-Laut-Zuordnungen vermittelt und festigt. Dabei sollte so kleinschrittig wie nötig vorgegangen werden und vor

Training der Buchstabe-Laut-Zuordnungen

allem auf Wortebene und mit Material in großer Schrift geübt werden. Beim Lesen muss vor allem bei jüngeren Kindern oftmals zuerst das Zusammenlauten (Zusammenschleifen einzelner Buchstaben) und später das Erkennen von Silben geübt werden. Es sollte zunächst mit einfachen Dauermitlauten begonnen werden (f, l, m, n, r, s). Erst wenn diese sicher beherrscht werden, können auch Wörter mit Plosivlauten und in einem nächsten Schritt mit Konsonantenverbindungen (z. B. gr, spr, zw) verwendet werden. Der Aufbau sicherer Buchstabe-Laut-Beziehungen gestaltet sich häufig sehr mühsam und ist ein längerer Prozess, dem aber unbedingt genügend Zeit eingeräumt werden muss. Buchstaben, die häufig verwechselt werden (z. B. d/b, b/p, d/t, g/k, m/n), sollten zunächst getrennt und erst nach einer Pause kontrastierend geübt werden. Ältere Kinder, die nicht sicher lesen, wenden häufig Ratestrategien an, die zu Lesefehlern und in Folge dessen zu Leseverständnisproblemen führen. Diese müssen zum langsamen und genauen Lesen angehalten werden, wobei sich das sukzessive Aufdecken des nächsten Wortes beziehungsweise der nächsten Silbe eines Wortes als hilfreich erwiesen haben (z. B. Gleitzeile, Eiche, 1990).

Beim Schreiben sollte darauf geachtet werden, dass nur lautgetreues Wortmaterial verwendet wird, bei dem die Kinder durch lautliches Durchgliedern des Wortes die richtige Schreibweise hören können. Zum Üben bieten sich vor allem anfangs Plastik- oder Holzbuchstaben an, mit denen das Kind die Wörter legen kann, um sich so voll auf den Segmentierungsprozess konzentrieren zu können ohne zusätzlich durch den schreibmotorischen Prozess abgelenkt zu werden. Auch das Üben mit Pseudowörtern, bei denen das Kind die Laute in die passenden Buchstaben umwandeln muss und nicht auf bereits im mentalen Lexikon gespeicherte Worteinträge zurückgreifen kann, hat sich als äußerst hilfreich erwiesen.

Übungen zur phonologischen Bewusstheit

Oftmals sind zu Anfang zusätzliche Übungen zur phonologischen Bewusstheit hilfreich (vgl. Abschnitt 2.5.4). Hier können beispielsweise Reimspiele oder Übungen zur Lauterkennung oder Lautersetzung eingesetzt werden (z. B. „Welchen Laut hörst du bei Maus am Anfang?", „Wenn du den ersten Laut in Maus durch ein L ersetzt, welches Wort hast du dann?"). Wichtig ist hierbei, dass der gesuchte Laut immer auch mit dem passenden (schriftlich vorgelegten) Buchstaben verknüpft wird.

Erst wenn die Buchstabe-Laut-Verbindungen ausreichend gesichert sind, ist der Übergang zu einem orthographischen Training sinnvoll, das die Lesegeschwindigkeit und das regelgeleitete Rechtschreiben trainiert. Im Folgenden werden einige Programme angeführt (vgl. Tabelle 11), die sich bei der Therapie der frühen Symptomatik als wirksam erwiesen haben.

Flüssig lesen lernen

Das Leselernprogramm *Flüssig lesen lernen* (Tacke, 2001, 2005b, 2005c, 2006, 2007b) liegt in drei Schwierigkeitsstufen vor und ist ab Mitte der zweiten bis zur fünften Klasse einsetzbar. In den Heften sind sowohl Grundprinzipien zum Erwerb der alphabetischen Strategie, als auch Forschungs-

Tabelle 11:

Förderprogramme zur Therapie der frühen Symptomatik

Programm	Inhalt	Form
Flüssig lesen lernen (Tacke, 2001, 2005a, b, 2006, 2007a)	Basale Leseübungen: Phonologische Bewusstheit, Laut-Buchstabe-Zuordnung, Zusammenlauten, Silbensegmentierung	Übungshefte
Lesikus (Scherling, 2005)	Basale Leseübungen: Silbensegmentierung, Pseudowörter, Konsonantenhäufungen	Computerprogramm
Guckos Rechtschreib- und Lesetraining (Engl et al., 2009)	Lautgetreues Rechtschreiben: Buchstabe-Laut-Zuordnung, Pseudowörter, Lautgetreue Wörter	Computerprogramm
Kieler Leseaufbau (Dummer-Smoch & Hackethal, 2007)	Basale Leseübungen: Lautgetreues Wortmaterial, Konsonantenhäufungen, Silbensegmentierung, Lautgebärden	Handbuch, Wortkarten für verschiedene Spielvarianten
Kieler Rechtschreibaufbau (Dummer-Smoch & Hackethal, 2001)	Rechtschreiben: Silbensegmentierung, Lautgetreue Mitsprechwörter, Dopplung, Dehnung, Merkwörter	Handbuch, Wortkarten für verschiedene Spielvarianten
Lautgetreue Rechtschreibförderung (Reuter-Liehr, 2001)	Leseübungen und Rechtschreiben: Silbensegmentierung, lautgetreue Mitsprechwörter, Dopplung und Dehnung mit ie im Wortinneren	Arbeitsblätter, Karten mit Spielvarianten

befunde zur Effizienz einer kombinierten Vermittlung von phonologischer Bewusstheit und Buchstabenkenntnis berücksichtigt. Pro Übungsstufe sind je zwei Hefte erhältlich: ein Lehrerheft für die Schule und ein Elternheft zum häuslichen Üben. In einer Studie von Tacke (2005a) verbesserten leseschwache Zweitklässler im Vergleich zu einer unbehandelten Kontrollgruppe vor allem ihre Lese- aber auch ihre Rechtschreibleistung (die Effektstärken lagen dabei im hohen bis mittleren Bereich).

Lesikus

Das Computerprogramm *Lesikus* (Scherling, 2005) ist systematisch aufgebaut, orientiert sich an den neuesten wissenschaftlichen Erkenntnissen der Leseforschung und zielt auf die Verbesserung der basalen Lesefertigkeiten (Lesegenauigkeit und Lesegeschwindigkeit) ab. Pseudowörter werden in aufsteigender phonologischer Komplexität dargeboten und müssen silbenweise vorgelesen werden. Zusätzlich gibt es Wortlisten, die ebenfalls gut strukturiert hinsichtlich ihres Schwierigkeitsgrades aufgeteilt sind und gezielt ausgewählt werden können. Neben einer Version für Eltern und Lehrer existiert auch eine Therapeutenversion, die in ihrer Handhabung deutlich flexibler ist. In einer aktuellen Förderstudie konnten leseschwache Kinder mit dem Lesikus ihre Fehler im Pseudowort-, Wort- und Text-Lesen signifikant verringern, eine mit einem unspezifischen Training behandelte Kontrollgruppe verbesserte sich im Bereich der Lesegenauigkeit hingegen nicht

(Engl, Thaler, Heine & Jacobs, 2012). In Bezug auf die Lesegeschwindigkeit machten beide Gruppen gleichermaßen Fortschritte.

Guckos Rechtschreib- und Lesetraining

Das am Arbeitsbereich *Allgemeine und Neurokognitive Psychologie* an der Freien Universität Berlin von Engl und Kollegen (2009) entwickelte Computerförderprogramm *Guckos Rechtschreib- und Lesetraining* (kostenloser Download unter www.guckomobil.de) wurde vor allem für den Schulgebrauch konzipiert und beinhaltet unter anderem ein lautgetreues Rechtschreibtraining. In diesem Training werden einzelne Buchstaben getrennt in Anlautübungen eingeführt und anschließend zunächst anhand von komplexer werdenden Pseudowörtern, später mit nur lautgetreuem Wortmaterial geübt. Rechtschreibschwache Kinder, die mit Pseudowörtern trainiert wurden, verfügten nach der Förderung über sicherere Laut-Buchstabe-Verbindungen als Kontrollkinder, die mit einem unspezifischen Training gefördert wurden. Zwar machten beide Gruppen im Bereich des lautgetreuen Rechtschreibens Fortschritte, aber nur die spezifisch geförderten Kinder konnten sich auch orthographisch verbessern (Engl, et al., 2012).

Kieler Leseaufbau

Der *Kieler Leseaufbau* (Dummer-Smoch & Hackethal, 2007) ist stufenweise und systematisch aufgebaut. Anfangs wird nur lautgetreues Wortmaterial mit einfacher Wortstruktur sowie eindeutiger Laut-Buchstabe-Zuordnung verwendet. Erst am Ende des Programms müssen auch Wörter mit Konsonantenpaaren am Anfang oder in der Mitte des Wortes gelesen werden. Parallel zu den Buchstaben werden Lautgebärden eingeführt, die das Erlernen der Buchstabe-Laut-Zuordnung erleichtern sollen. Zunächst wird über die Strategie des Lautierens, später über das Verschleifen der Laute zu Silben das Lesen eingeübt und automatisiert. Auf das Lesetraining

Kieler Rechtschreibaufbau

aufbauend ist der *Kieler Rechtschreibaufbau* (Dummer-Smoch & Hackethal, 2001) erhältlich. Auch hier werden nach Schwierigkeitsstufen gegliedert verschiedene Rechtschreibthemen durchgearbeitet und anhand des silbenweisen Mitsprechens geübt (vgl. Tabelle 12). Das Programm kann zum Übergang auf ein orthographisches Rechtschreibtraining benutzt werden. Bei beiden Programmen sind zusätzlich zum Handbuch Wortkarten erhältlich, die nach Schwierigkeitsstufen aufgebaut sind und zur Durchführung zahlreicher Übungen und Spiele dienen. Mit dem Computerprogramm Der *Neue Karolus* wird auch eine zum Kieler Leseaufbau und zum Kieler Rechtschreibaufbau kompatible Lernsoftware angeboten.

Lautgetreue Rechtschreibförderung

Die *Lautgetreue Rechtschreibförderung* von Reuter-Liehr (2008) besteht aus drei Teilen, die jeweils ab Mitte der zweiten, dritten und fünften Klasse eingesetzt werden können und umfasst Lese- sowie Rechtschreibübungen. Das Kernstück des Trainings ist in drei Schritte untergliedert: das rhythmisch-silbierende Schwingen (gleichzeitiges Sprechen und „Tanzen" der Silben), das synchrone und silbierende Mitsprechen beim Schreiben und schließlich das exakte Silbenbögenlesen als Kontrollfunktion und Lesetraining.

Tabelle 12:

Stufen des Kieler Rechtschreibaufbaus (Dummer-Smoch & Hackethal, 2001)

	Stufen	Inhalt
Stufe 1	Basisbereich	Mitsprechwörter: einfache Konsonant-Vokal-Verbindungen
Stufe 2	Erweiterter Basisbereich	Mitsprechwörter: Konsonantenpaare (Wortanfang und Wortmitte); sch, st, sp, pf, pfl, pfr
Stufe 3	Ableitungen	Probierwörter: ä, äu mit Ableitung, ä, eu ohne Ableitung
Stufe 4	Dopplung	Pilotsprachwörter: hörbare Dopplung, nicht hörbare Dopplung, ck/k, tz/z, ss/s/ß
Stufe 5	Dehnung	Merkwörter: aa/ee/oo, Dehnung mit h, ie, ieh, ih, Endung -ieren, -in, ine
Stufe 6	Orthographischer Bereich	Merkwörter: v/f, v/w, qu, y, chs/cks/ks/x, Wörter ohne tz und ck; schwierige Wörter
Stufe 7	Fremdwörter	Merkwörter

Das Training ist nach theoretischen Modellen des Schriftspracherwerbs aufgebaut und beinhaltet vor allem am Anfang nur lautgetreues Wortmaterial, das nach Phonemstufen in aufsteigender Schwierigkeit aufgeteilt ist (vgl. Tabelle 13). Das Programm ist für Gruppen konzipiert, die Inhalte der insgesamt 30 beziehungsweise 40 jeweils 90-minütigen Übungseinheiten sind genau vorgegeben und mit Spielen, Arbeitsblättern und Übungen für Zuhause ausgestattet. Auch manche Teile dieses Trainings enthalten bereits

Tabelle 13:

Stufen der lautgetreuen Rechtschreibförderung (Reuter-Liehr, 2008)

	Phonemstufen	Inhalt
Stufe 1	Nur lauttreues Wortmaterial, Konsonantendopplung zwischen Vokalen	Vokale: a, e, i, o, u, au, eu, ei, ö, ü Dauerkonsonanten: m, l, s, n, f, r, w, sch
Stufe 2	Stoppkonsonanten und schwer differenzierbare Laute, Dopplung /kk/ als ck	Stoppkonsonanten: d, b, g, k, p, t schwierige Laute: h, z, j, ch
Stufe 3	Konsonantenhäufungen innerhalb einer Silbe	Konsonantenpaare: schm, schl, schn, schr, schw, fr, fl, zw, wr
Stufe 4	Konsonantenhäufungen mit Stoppkonsonanten	Konsonantenpaare: dr, bl, br, gl, gn, gr, tr, pl, pf, pr, pfl, pfr, kl, kn, kr, qu, st, sp
Stufe 5	Offene ie-Silben (ohne Interferenz mit /i:/ = i)	Beispiel: Liebesbrief, aber nicht Tiger
Stufe 6	ß zu Beginn einer Silbe	Beispiel: Füße, aber nicht Spaß

Elemente des orthographischen Rechtschreibens (wie Dopplung und Dehnung mit ie) und sollten nur mit Kindern durchgeführt werden, die überwiegend sicher lautgetreu rechtschreiben können. Die Wirksamkeit des Förderprogramms wurde anhand von drei Kohorten lese-rechtschreibgestörter Fünftklässler nachgewiesen (Reuter-Liehr, 2008). Die Ergebnisse zeigten bei den mit dem Programm geförderten Kindern eine bedeutsame Verringerung der Rechtschreibfehler sowohl im lautgetreuen als auch im orthographischen Bereich, während die Kinder der unbehandelten Kontrollgruppe kaum, beziehungsweise deutlich geringere Lernfortschritte aufwiesen.

2.5.2 Therapie der späten Symptomatik

Sobald ein Kind die Buchstabe-Laut beziehungsweise die Laut-Buchstabe Beziehungen sicher beherrscht, das heißt lautgetreu schreibt und weitestgehend fehlerfrei liest, kann mit einer Therapie der späten Symptomatik begonnen werden. Dabei stehen das orthographisch korrekte Rechtschreiben und das flüssige Lesen im Vordergrund der Förderung.

Die Anwendung von Rechtschreibregeln erlaubt es den Kindern die Schreibweise von Wörtern abzuleiten, wenn sie die Wortschreibung nicht aus dem Gedächtnis abrufen können. Die Rechtschreibregeln sollten systematisch vermittelt und geübt werden, bis die Kinder sie sicher anwenden. Vor allem beim freien Schreiben ist häufig viel Übung erforderlich, damit neben Inhalt und Formulierung auch die Rechtschreibung bedacht wird. Die drei gängigsten Übungsmethoden umfassen den silbierenden Ansatz, den Kurz-Lang-Vokal Ansatz und den morphematischen Ansatz.

Orthographisches Rechtschreiben und Lesegeschwindigkeit

Vor allem das flüssige Lesen von langen, komplexeren Wörtern fällt Kindern mit Problemen in der Lesegeschwindigkeit schwer. Das Zergliedern der Wörter in kleinere Abschnitte wie beispielsweise Silben oder Morpheme hat sich dabei als hilfreich erwiesen. Auch das Üben von häufig vorkommenden Vor- und Nachsilben (z. B. ver-, vor-, -keit, -ung, -lich) oder Konsonantenclustern (z. B. str, schl) vermag mit einiger Anstrengung die Lesegeschwindigkeit zu erhöhen. Hierbei kann gut mit Wortlisten geübt werden, bei denen bestimmte Merkmale in allen Wörtern vorkommen (z. B. Wörter mit spr am Wortanfang). Durch das mehrmalige Stoppen der Zeit, die das Kind für das Lesen der Liste braucht, können Erfolgserlebnisse erzielt und vor allem auch die Motivation zum Üben aufrecht erhalten werden. Leider ist die Anzahl evaluierter Therapieprogramme vor allem im Bereich der Lesegeschwindigkeit sehr gering (vgl. Tabelle 14).

Tabelle 14:

Förderprogramme zur Therapie der späten Symptomatik

Programm	Inhalt	Form
Marburger Rechtschreibtraining (Schulte-Körne & Mathwig, 2001)	Regelgeleitetes Rechtschreiben: Kurz-Lang-Vokal-Ansatz, Morphemansatz, Dopplung, Dehnung, Ableitung, Auslautverhärtung, Merkwörter, Groß-/Kleinschreibung	Arbeitsblätter, Algorithmuskarten
Guckos Rechtschreib- und Lesetraining (Engl et al., 2009)	Regelgeleitetes Rechtschreiben: Kurz-Lang-Vokal-Ansatz, Dopplung, Dehnung, Ableitung, Auslautverhärtung, Merkwörter	Computerprogramm
GUT (www.gut1.de)	Rechtschreibkartei	Computerprogramm
10-Minuten-Rechtschreibtraining (Tacke, 2007b)	Rechtschreiben: Morphemansatz, Rechtschreibkartei	Übungshefte
Remo-2 (Walter, 2006)	Rechtschreiben: Morphemansatz, Groß-/Kleinschreibung	Computerprogramm
Guckos Rechtschreib- und Lesetraining (Engl et al., 2009)	Lesegeschwindigkeit: Konsonantenhäufungen	Computerprogramm

Das *Marburger Rechtschreibtraining* (Schulte-Körne & Mathwig, 2001) versucht mit Hilfe von Arbeitsblättern und Regel- oder Algorithmuskärtchen orthographisches Regelwissen aus verschiedenen Rechtschreibbereichen (vgl. Tabelle 15) zu vermitteln. Die verschiedenen Algorithmen bauen neben dem Morphemansatz vor allem auf dem Prinzip der Vokallänge auf. Die einzelnen Lernbereiche werden getrennt eingeübt und Lernfortschritte in regelmäßigen Wiederholungsaufgaben gefestigt. Das Programm eignet sich für Kinder der dritten bis fünften Schulstufe und darüber hinaus auch für ältere Kinder und Jugendliche mit einer ausgeprägten Lese-Rechtschreibstörung. Auch bei Erwachsenen können Teile des Programms durchaus noch mit Erfolg eingesetzt werden (Thaler, et al., 2008). Die Effektivität des Marburger Rechtschreibtrainings wurde anhand mehrerer Studien von Schulte-Körne und Kollegen (2001; 1998) nachgewiesen.

Marburger Rechtschreibtraining

Auch das Computerförderprogramm *Guckos Rechtschreib- und Lesetraining* (Engl, et al., 2009) beinhaltet ein orthographisches Rechtschreibtraining. Bei diesem Programm lernen die Kinder (ähnlich wie beim Marburger Rechtschreibtraining) die Unterscheidung von langen und kurzen Vokalen und mit Hilfe von Entscheidungsbäumen die Anwendung verschiedener Rechtschreibregeln. Konzept und Aufbau des Programms wurden vor der Implementierung hinsichtlich der Wirksamkeit überprüft (Engl, et al., 2012). Sowohl mit dem Programm geförderte Kinder als auch eine mit

Guckos Rechtschreib- und Lesetraining

anderen Ansätzen (Silbierender Ansatz, Ganzwortansatz) behandelte Kontrollgruppe konnten nach einem dreimonatigen Training ihre Rechtschreibfehler reduzieren. Allerdings verbesserte sich nur die Leistung der Förderkinder, die mit dem Vokallängenansatz trainiert wurden, auch ohne anschließende Förderung in einer Follow-up-Testung weiter.

Tabelle 15:
Inhalte des Marburger Rechtschreibtrainings (Schulte-Körne & Mathwig, 2001)

Themen	Inhalt
Selbstlaute und Mitlaute	Erkennen von Selbstlauten und Mitlauten, Unterscheidung von kurzem und langem Vokal
Verschriftlichung der Mitlaute nach kurzem und langem Selbstlaut bei Nomen, Verben und Adjektiven	Doppelkonsonanten, Verschriftlichung des Stummen-h, Ausnahmeregeln zum Stummen-h, Verschriftlichung des Dehnungs-ie
Groß-Kleinschreibung	Erkennen und Verschriftlichen von Nomen, Verben und Adjektiven
Morpheme	Erkennen und Verschriftlichen von Wortstämmen, Vorsilben und Verb-Endungen
Selbstlaut-trennendes h	z. B. ziehen, drehen
Selbstlautpaare	z. B. Moor und See
Ableitungsregeln	ä vs. e und äu vs. eu
Auslautverhärtung	z. B. Wald vs. Welt

Rechtschreib-kartei

Eine Methode, die oft als Ergänzung zu einem Rechtschreibtraining verwendet wird, besteht im Anlegen einer *Rechtschreibkartei*. Falsch geschriebene, häufig vorkommende Wörter müssen vom Kind mehrmals geschrieben werden und „wandern" bei dreimaliger korrekter Schreibung in das nächste Fach eines Karteikastens. Die Frequenz der Übungseinheiten nimmt mit zunehmendem Fach ab (z. B. von täglich, über zweimal und einmal die Woche, einmal im Monat, bis zur „Schatzkiste"), so dass die Schreibweise der Wörter am Ende abgespeichert und automatisiert sein sollte. Damit das Kind nicht überlastet wird, sollten im ersten Fach nie mehr als fünf Wörter sein. In einer Evaluationsstudie konnten Hulme und Bradley (1984) zeigen, dass ein multimodales Training, bei dem das Kind das Wort nicht nur schreiben sondern auch verbal mehrmals wiederholen und in seine einzelnen

GUT

Buchstaben zerlegen muss, am effektivsten ist. Ein sehr ansprechendes Computerprogramm, das mit einem Karteikastensystem arbeitet, ist *GUT* (vgl. Internetseite: www.gut1.de).

10-Minuten Rechtschreib-training

Das *10-Minuten-Rechtschreibtraining* von Tacke (2007a) beinhaltet die hundert häufigsten Fehlerwörter, die anhand des Morphemansatzes und der Einführung einer Rechtschreibkartei trainiert werden. Neben einem Band

40

für die Therapiestunde gibt es auch einen Band für zu Hause (Tacke, 2008) mit sehr genauen Durchführungsanleitungen. Generell empfiehlt Tacke dieses Programm ab der dritten Schulstufe. In einer Studie von Tacke und Kollegen (1987) konnte die Rechtschreibleistung einer Gruppe rechtschreibschwacher Kinder der fünften Klasse mit Hilfe eines Trainings auf Morphemebene im Vergleich zu einer nicht geförderten Kontrollgruppe statistisch signifikant verbessert werden. Der Unterschied zu einer schulisch geförderten, rechtschreibschwachen Kontrollgruppe war jedoch nicht bedeutsam.

Das *Multimediale Rechtschreibprogramm auf Morphembasis* (Remo-2, Walter, 2006) ist ein computerisiertes Rechtschreibtraining, bei dem vorwiegend mit Lückentexten gearbeitet wird. Mit Hilfe des Trainings sollen die Kinder lernen, Worte in Anfangs-, Haupt- und Endmorpheme zu untergliedern, häufige Hauptmorpheme zu erkennen und nach den orthographischen Regeln zu verschriftlichen. Farbige Markierungen und Videosequenzen helfen den Kindern bei der Zerlegung und Schreibung der Morphemkomponenten. Zusätzlich wird die Groß- und Kleinschreibung trainiert. Das Programm besteht aus ca. 90 Texten, die in ansteigender Schwierigkeit der zu schreibenden Morpheme geordnet sind. Walter und Kollegen (1995) konnten anhand verschiedener Evaluationsstudien mit sehr schwachen Sonderschülern, lernbehinderten und mehrfach behinderten Menschen zeigen, dass die Trainingsgruppen nach Beendigung der Förderung signifikant bessere Leistungen nicht nur in der Segmentierfähigkeit von Morphemen, sondern auch in einem standardisierten Rechtschreibtest zeigten.

Remo-2

Ein weiteres Teilprogramm von *Guckos Rechtschreib- und Lesetraining* (Engl, et al., 2009) widmet sich dem Training der Lesegeschwindigkeit. Verschiedene Übungen dienen der Einspeicherung und Automatisierung von häufig vorkommenden Mitlautketten (z. B.: kl, spr, tr, zw). Zum Training jeder Mitlautkette werden verschiedene Übungsspiele angeboten, bei denen neben der Fehlerzahl auch die Lösungsgeschwindigkeit erfasst wird. Das Programm passt dabei die Darbietungszeit der Wörter automatisch der Lesegeschwindigkeit des Kindes an. Neben einem vorgegebenen Ablauf des Programms können auch einzelne Mitlautketten zum Üben ausgewählt werden. Förderkinder, die mit Mitlautketten trainiert wurden, verbesserten im Vergleich zu zwei behandelten Kontrollgruppen ihre Lesegeschwindigkeit am deutlichsten. Auch Blickbewegungsdaten zeigten, dass die Anzahl der Fixationen mit dem Mitlautketten-Training am meisten reduziert werden konnte (Engl, et al., 2012).

Guckos Rechtschreib- und Lesetraining

2.5.3   Förderung des Leseverständnisses

Das Leseverständnis sollte erst gefördert werden, wenn die Beherrschung der Buchstabe-Laut-Verbindungen und ein fehlerfreies Lesen gesichert sind. Bei einer Förderung des Leseverständnisses kommt neben einem Wort-

schatztraining, vor allem in höheren Klassen, der Vermittlung aktiver Text-
verarbeitungsstrategien große Bedeutung zu. Trainingsinhalte sind dabei
vor allem das Nutzen bereits vorhandenen Wissens, das Hinterfragen von
verstandenen Textinhalten, die Unterscheidung von Wichtigem und Unwich-
tigem sowie das Zusammenfassen wichtiger Informationen. Die Lesemoti-
vation sollte vor allem durch die Auswahl alters- sowie interessensadäqua-
ter Texte erhöht werden (vgl. Tabelle 16).

Tabelle 16:
Förderprogramme zur Therapie des Leseverständnisses

Programm	Inhalt	Form
ELFE (Lenhard & Scheider, 2006)	Leseverständnis: Wort-, Satz-, Textlesen	Computerprogramm
Reihe Textdetektive (Gold, 2007)	Leseverständnis: Vermittlung kognitiver Lesestrategien	Übungshefte

ELFE-T Das *ELFE-Trainingsprogramm* (ELFE-T, Lenhard & Schneider, 2006) kann
ab Mitte der ersten bis zur sechsten Jahrgangsstufe eingesetzt werden. In
der fünften und sechsten Klassenstufe ist das Programm allerdings eher für
sehr schwache Kinder geeignet. Neben einem vorgefertigten Trainings-
schema erlaubt das Programm auch die individuelle Auswahl von Übungen
aus den Bereichen Wort-, Satz- und Textlesen und somit eine Anpassung an
das Niveau des Kindes. Außerdem besteht die Möglichkeit, die Ergebnisse
des Lesetests ELFE 1-6 (Lenhard & Schneider, 2006) in das Programm
einzulesen. Die für die Fähigkeiten des Kindes passenden Aufgaben werden
dann automatisch ausgewählt. Das Programm umfasst kein Strategietraining,
kann aber besonders für jüngere Kinder gut für das Training basaler Lesefertigkeiten, der syntaktischen Analyse sowie der Informationsentnahme
genutzt werden. Lenhard und Kollegen (2009) berichten in einer Studie mit
sehr leistungsschwachen, hörgeschädigten Sechstklässlern von Verbesserungen im Leseverständnis, vor allem im Bereich des Wortlesens, mit
mittleren bis hohen Effektstärken. Eine Kurzintervention in vier regulären
Grundschulklassen zeigte allerdings trotz erfreulicher motivationaler Zuge-
winne keine Wirksamkeit im Bereich des Leseverständnisses.

Textdetektive Ein weiteres Programm für Fünft- und Sechstklässler ist die Reihe der
Textdetektive (Gold, 2007). Das Programm ist für den regulären Deutschunterricht konzipiert und umfasst 14 Lerneinheiten (etwa 28 Unterrichts-
stunden). Es soll ein tieferes Textverstehen vor allem durch den Einsatz
kognitiver und metakognitiver Lesestrategien fördern. Ergänzend werden
Strategien der kognitiven Selbstregulation vermittelt, die zur Unterstützung
des selbständigen und eigenverantwortlichen strategischen Lesens dienen.
Neben dem Programm *Wir werden Textdetektive* (Gold, Mokhlesgerami,
Rühl, Schreblowski & Souvignier, 2004) existiert mit *Wir werden Lese-*

detektive (Rühl & Souvignier, 2006) auch ein Programm für eher leistungsschwache Schüler. Mehrere Studien konnten eine Verbesserung von Strategiewissen und Leseverständnis in Kurz- und Langzeitwirkung nachweisen (Gold, Trenk-Hinterberger & Souvignier, 2009).

2.5.4 Frühförderung der phonologischen Bewusstheit

Für die Frühförderung und Prävention von Problemen im Schriftspracherwerb steht das Programm *Hören, lauschen, lernen* (Küspert & Schneider, 2006) zur Verfügung. Dieses Programm fördert bereits im Vorschulalter gezielt die phonologische Bewusstheit, die als wichtige Vorläuferfertigkeit des Schriftspracherwerbs gilt (vgl. Abschnitt 2.3.1). In insgesamt sechs phonologischen Trainingseinheiten (vgl. Tabelle 17) soll den Kindern anhand verschiedener kindgerechter Übungen und Spiele Einsicht in die lautliche Struktur der Sprache vermittelt werden. Ein Hauptteil des Programms beschäftigt sich mit dem Erkennen einzelner Phoneme in einem Wort (phonologische Bewusstheit im engeren Sinne). Das Training erstreckt sich über 20 Wochen mit täglichen Übungseinheiten von ca. 10 bis 15 Minuten Länge und kann auch von Erzieherinnen im Kindergarten durchgeführt werden.

Hören, lauschen, lernen

Tabelle 17:
Übungseinheiten des Präventivprogramms Hören, lauschen, lernen
(Küspert & Schneider, 2006)

Übungseinheit	Inhalt
1. Lauschspiele	Wahrnehmung von Geräuschen und Lauten in der Umgebung
2. Reime	Sensibilisierung für die Lautstruktur und den Klang der Sprache
3. Sätze und Wörter	Unterteilung von Sprache in Satz und Wort, Zerlegung von zusammengesetzten Nomen
4. Silben	Identifikation und Synthese von Silben
5. Anlaute	Identifikation und Manipulation von Anlauten
6. Phoneme	Wahrnehmung akkustischer Lautgrenzen, Phonemsynthese und -analyse

Als Ergänzung für das Training der phonologischen Bewusstheit wurde *Hören, lauschen, lernen 2* (Plume & Schneider, 2004) entwickelt, in dem Vorschulkindern gezielt Laut-Buchstabe-Zuordnungen vermittelt werden. Es kann in Kombination mit dem ersten Band oder auch allein stehend angewandt werden. In mehreren Studien konnte die Wirksamkeit des Trainingsprogramms nachgewiesen werden (Schneider, Roth & Ennemoser, 2000). Bis in die dritte Klassenstufe zeigten trainierte Vorschulkinder grö-

Hören, lauschen, lernen 2

ßere Fortschritte im Schriftspracherwerb als eine unbehandelte Kontrollgruppe. Auch „Risikokinder" profitierten deutlich vor allem von einem kombinierten Training der phonologischen Bewusstheit und der Buchstabe-Laut-Verbindungen (Roth & Schneider, 2002).

2.5.5 Alternative Behandlungsansätze

Alternative Behandlungsansätze locken häufig mit leicht verständlichen, eindrucksvollen Ursacheerklärungen und stark vereinfachten oder pseudowissenschaftlichen Erkenntnissen. Der genaue Ablauf und Inhalt der Therapie wird allerdings häufig sehr ungenau beschrieben und bleibt unklar. Schilderungen von Betroffenen und Therapeuten sprechen von sensationellen Erfolgen in kürzester Zeit, die ohne große Anstrengung erreicht werden können. Es existieren eine Reihe von unterschiedlichen Ansätzen, die sich zusammenfassen lassen in Trainingsprogramme von *basalen Grundstörungen* (vor allem der auditiven bzw. visuellen Verarbeitung sowie der Lateralisierung wichtiger Basisfunktionen), *spezielle Lerntechniken* und unspezifische Maßnahmen zur *Verbesserung von Lernvoraussetzungen* (für eine ausführliche Beschreibung und Bewertung der verschiedenen Ansätze vgl. Suchodoletz, 2006). Einen kurzen Überblick über verschiedene alternative Behandlungsansätze bietet Tabelle 18.

Tabelle 18:
Alternative Behandlungsansätze

Training	vermutete Ursache	Methode
Auditives Wahr-nehmungstraining	Schwäche bei der Unterscheidung hoher Frequenzen, der Lokalisation von Geräuschen, der zeitlichen Auflösung von auditiven Informationen	Training der Tonunter-scheidungsfähigkeit, Hochtontraining, Richtungshören, Ordnungsschwellentraining
Visuelles Wahr-nehmungstraining	Störung der Blicksteuerung, Augenprobleme, Winkelfehlsichtigkeit	Training der Blicksteue-rung, Tragen spezieller Brillen
Lateralisierungs-training	Störung der Hemisphären-koordination	Hand/ Ohr-Dominanz-training
Vermittlung spezieller Lerntechniken	Abweichende Verarbeitung von Schriftsprache	Aufrufen von Wortbildern, plastisches Formen von Buchstaben
Verbesserung der Lernvoraus-setzungen	Blockierung durch Versagens-angst, unbewältigte Konflikte	Konzentrationstraining, Motivationstraining

3 Rechenstörung

3.1 Symptomatik

Wie bei allen Entwicklungsstörungen sind die Symptommuster und -ausprä-gungen, die mit einer spezifischen Rechenstörung einhergehen, vom Alter beziehungsweise Stand der Beschulung, damit also vom jeweils erreichbaren und tatsächlich erreichten numerisch-mathematischen Entwicklungsniveau des Kindes abhängig (von Aster & Shalev, 2007; vgl. auch Tabelle 19).

Die Rechenstörung (F81.2) wird, wie eingangs ausgeführt, den *umschrie-benen Entwicklungsstörungen schulischer Fertigkeiten* zugeordnet (vgl. ICD-10, Dilling, et al., 2008). Damit gelten für die diagnostische Abklärung ähnliche Kriterien wie für die umschriebene Lese-Rechtschreibstörung, in diesem Fall also neben einer deutlich beeinträchtigten Leistung im Bereich der Zahlenverarbeitung und des Rechnens vor allem der Ausschluss ver-minderter allgemeiner kognitiver Fähigkeiten, mangelnder Lerngelegenheit sowie basaler neurologischer Erkrankungen. Darüber hinaus darf keine Lese- oder Rechtschreibstörung vorliegen.

Tabelle 19:
Symptome der Rechenstörung

Symptomatik	
Bereich	**Manifestation**
Vorläuferfertigkeiten	Mangelndes Verständnis für Mengen und Zahlen Defizite bei Addition/Subtraktion mit konkreten Objekten Probleme mit numerischen Vergleichen, Abfolgen
Zählprozesse	Keine Eins-zu-Eins-Zuordnung von Zahlen zu Objekten Kein Verständnis für die Irrelevanz der Zählabfolge
Transkodieren	Fehler beim Lesen/Schreiben von Ziffern („Zahlendreher") Defizite im Umgang mit dem Stellenwertsystem
Faktenwissen	Defizite bei Speicherung/Abruf hochfrequenter arithmetischer Fakten
Einfache Arithmetik	Unreife Rechenprozeduren („count all") Ineffiziente Strategien beim Rechnen Persistierender Einsatz der Finger beim Rechnen
Prozedurales Wissen	Fehler beim Ausführen schriftlicher Rechnungen Defizite beim Einsatz arithmetischer Zeichen
Domänenübergreifend	Unzureichendes Monitoring mathematischer Prozesse

Zu den am frühesten im Laufe der individuellen Entwicklung feststellbaren zahlenspezifischen Auffälligkeiten rechengestörter Kinder gehören konzeptuelle Defizite beim Anwenden bestimmter Regeln, die korrekten *Zählprozessen* zugrunde liegen (vgl. Tabelle 19, Punkt 2). Abbildung 9 illustriert die fünf elementaren Zählprinzipien (Gelman & Gallistel, 1978), die bei ungestörter numerischer Entwicklung zum Zeitpunkt des Schuleintritts typischerweise bereits gefestigt sind.

Das erste Zählprinzip, die *Eins-zu-Eins-Zuordnung* von Zahlwörtern zu Objekten, regelt, dass beim Zählen jedem Objekt genau ein Zahlwort zuzuordnen ist. Das zweite Prinzip bezieht sich auf eine *stabile Abfolge der Zahlwörter* beim Zählen. Das dritte von Gelman und Gallistel benannte Prinzip ist das so genannte *Kardinalitätsprinzip*. Es besagt, dass das letzte beim Zählen genannte Zahlwort die Mächtigkeit der Menge wiedergibt. Das *Abstraktionsprinzip* stellt viertens fest, dass Zählprozesse unabhängig davon sind, welche spezifischen Objekte und -mengen zu zählen sind. Und schließlich ist die genaue *Abzählreihenfolge irrelevant* für das Ergebnis des Zählprozesses.

Untersuchungen der Zählfertigkeiten von Grundschülern unterschiedlicher Leistungsgruppen zeigen, dass Erstklässler mit Defiziten im Bereich numerischer Verarbeitung systematische Fehler vor allem in Bezug auf das erste und das letzte der genannten Zählprinzipien machen (Geary, Hoard & Hamson, 1999). Das heißt zum einen, dass ein gefestigtes Wissen darüber, dass die genaue Abzählreihenfolge für das Zählergebnis unerheblich ist, bei Kindern mit Rechenstörung beeinträchtigt ist. Zum anderen zeigten sich Fehler auf der Ebene des *Monitoring*, also der kognitiven Überwachung des Zählprozesses (vgl. Tabelle 19, Punkt 7), vor allem darin, dass die Kinder Abzählvorgänge, bei denen das erste Objekt zweimal gezählt wurde, nicht als falsch identifizieren konnten. Geary interpretiert letzteres eher als Indiz für Einschränkungen im Bereich der Kurzzeitspeicherung von Information.

Etwas später in der Entwicklung rechengestörter Kinder zeigen sich Beeinträchtigungen beim Bearbeiten einfacher arithmetischer Aufgaben, die sich vor allem in der Anwendung ineffizienter *Rechenstrategien* (vgl. Tabelle 19, Punkt 5), in einer erhöhten Fehler- und Störanfälligkeit der Rechenprozesse und einem fehlenden Rückgriff auf ein mathematisches Faktenwissen äußern. Zu solchen ineffizienten Rechenprozeduren gehören das Rechnen unter Zuhilfenahme der Finger oder der Einsatz unreifer Abzählstrategien, zum Beispiel bei der Addition. Geary und Kollegen (1992) sowie Siegler (1987) zeigen, dass Kinder in frühen Phasen arithmetischer Entwicklung Additionsaufgaben lösen, indem beide Summanden mit oder ohne Einsatz der Finger aufgezeigt und für die Summenbildung systematisch durchgezählt werden („counting all"). Im Laufe der ersten Schuljahre gehen sich unauffällig entwickelnde Kinder dazu über, Strate-

46

gien einzusetzen, bei denen einer der beiden Summanden – im optimalen Fall der größere – als gegeben vorausgesetzt und der zweite addiert wird, indem vom ersten weitergezählt wird („counting on"). Solche Übergänge zu Rechenprozeduren, die weniger kognitive Ressourcen fordern, schneller und weniger anfällig für Fehler sind, sind bei Kindern mit Störungen der numerischen Verarbeitung nicht oder nur unvollständig festzustellen (Geary & Brown, 1991).

Geltungsbereich	korrekt umgesetzt	nicht korrekt umgesetzt
Prinzip 1: Zuordnung Zahl-Objekt		
Prinzip 2: Zahlwortabfolge	„Eins-Zwei-Drei"	„Eins-Drei-Zwei" oder „Drei-Zwei-Vier"
Prinzip 3: Mächtigkeit der Menge		
Prinzip 4: Abstraktion		
Prinzip 5: Abzählordnung		

Abbildung 9:
Fünf Zählprinzipien nach Gelman und Gallistel (1978)

Ein besonders häufig dokumentiertes Symptom der Rechenstörung, das die gesamte Entwicklungsspanne von den ersten Grundschuljahren bis zum Erwachsenenalter charakterisiert, ist eine massive Beeinträchtigung im Bereich des mathematischen *Faktenwissens* (Temple & Sherwood, 2002; vgl. Tabelle 19, Punkt 4). Dieses Defizit beim Aufbau und Abruf von Assoziationen zwischen einfachen, jedoch besonders hochfrequenten arithmetischen Problemen und ihren Lösungen – beispielsweise das *Einmaleins* – wirkt sich besonders gravierend auf die Entwicklung komplexerer mathematischer Fertigkeiten aus. Die Fähigkeit, Teilergebnisse umfangreicher Rechenoperationen direkt aus dem Langzeitgedächtnis abzurufen, befreit kognitive Ressourcen, die für andere Teilprozeduren eingesetzt werden können.

Defizite beim Aufbau und Abruf mathematischen Faktenwissens

Im Verlauf der weiteren Entwicklung rechengestörter Kinder sind neben den beschriebenen konzeptuellen Defiziten und mangelndem Faktenwissen auch diverse *prozedurale Probleme* festzustellen (vgl. Tabelle 19, Punkt 6), wie etwa Fehler beim Ausführen schriftlicher arithmetischer Operationen oder Verwechslung arithmetischer Zeichen (Geary, 2004).

Die Ergebnisse einer Studie von Geary und Kollegen (1996), die arithmetische Kompetenzen von amerikanischen im Vergleich zu chinesischen Kindern im Vorschul- und Grundschulalter untersucht haben, zeigen weiterhin, dass auch sprachspezifische Eigenarten der Zahlensyntax einen nicht unerheblichen Einfluss auf die Entwicklung numerischer, vor allem aber auch früher arithmetischer Kompetenzen haben (vgl. Tabelle 19, Punkt 3).

Die deutsche Sprache ist insofern besonders problematisch, als hier nicht nur das dekadische System nicht systematisch aus dem sprachlichen Muster ableitbar ist – wir sagen zwölf statt „zweizehn" –, zusätzlich erschwerend kommt hinzu, dass das positionale Ziffernsystem eine Inversion beim *Transkodieren* verbaler zu visuell-arabischer Notation im Zahlenraum bis einhundert erfordert – 21 ist einundzwanzig, anstatt „zwanzig(und)eins". Inwiefern transiente oder auch persistente Fehler im Bereich der Zahlenkodierung spezifische numerische Defizite widerspiegeln oder eher auf allgemeinere Einschränkungen zurückzuführen sind, ist zu klären (Noël & Turconi, 1999).

Dem Vorbild der Erforschung von *Vorläuferfähigkeiten* des Schriftspracherwerbs folgend, bemüht sich die Dyskalkulieforschung schließlich auch darum, spezifische Vorläufer für den Erwerb numerischer Kompetenzen zu identifizieren (vgl. Tabelle 19, Punkt 1). Die Diskussion typischer und atypischer Verläufe der Entwicklung der Zahlenverarbeitung fokussiert neben numerischen auch allgemeine, also nicht-numerische Basisfähigkeiten wie visuell-räumliche oder sprachliche Kompetenzen, Gedächtniskapazität oder Exekutivfunktionen. Spezifischen numerischen Basiskompetenzen wird aktuell allerdings die größte Bedeutung zugemessen.

So betonen Krajewski und Schneider (2006) vor dem Hintergrund vorliegender Befunde einer 4-jährigen Langzeitstudie die Relevanz vorschulischer Mengen- und Zahlenkompetenzen als mathematikspezifische Vorläuferfertigkeiten. Als entscheidende vorschulische Basisfertigkeiten wurden neben Zähl- und Zahlenkenntnissen auch erste Rechenfertigkeiten mit konkreten Objekten identifiziert. Darüber hinaus erwiesen sich die Fähigkeit zur Seriation, also das Einordnen eines Elements in eine vorgegebene Reihe, die Bereiche Mengenvergleich und -invarianz sowie die Fähigkeit zur Verknüpfung von Mengen und Zahlen als gute Prädiktoren für spätere mathematische Leistungen. Als zahlenunspezifische Faktoren wurden die

allgemeine intellektuelle Fähigkeit und der schnelle Zugriff auf verbal repräsentierte Fakten im Langzeitgedächtnis gefunden. Diese Faktoren sagten jedoch sowohl Mathematik- als auch Lese-Rechtschreibleistungen voraus.

3.2 Epidemiologie

3.2.1 Prävalenz

Einer kürzlich veröffentlichten deutsch-schweizer Studie zufolge kann davon ausgegangen werden, dass sich der Anteil der von einer Rechenstörung betroffenen Kinder mit einer relativen Auftretenshäufigkeit von 6 Prozent ungefähr in der gleichen Größenordnung bewegt, wie für die Lese-Rechtschreibstörung berichtet wurde (von Aster, Schweiter & Weinhold Zulauf, 2007). Diese Ergebnisse bestätigen ältere epidemiologische Untersuchungen aus Deutschland und anderen westlichen Ländern (Hein, Bzufka & Neumärker, 2000; Koumoula, et al., 2004; Lewis, et al., 1994; Shalev, Auerbach, Manor & Gross-Tsur, 2000).

Ein grundsätzliches Problem bei der Interpretation dieser Befunde liegt darin, dass es sich bei den berichteten Prävalenzen nicht um Angaben zum Vorkommen der *isolierten* Rechenstörung handelt. Vielmehr setzen sich die in den Studien untersuchten Stichproben aus eher heterogenen Populationen zusammen, die sich in Bezug auf so bedeutsame Faktoren wie das allgemeine Entwicklungsniveau der Kinder oder das Vorliegen komorbider Beeinträchtigungen unterscheiden. Von besonderer Relevanz ist in diesem Zusammenhang das gehäufte Auftreten der Rechenstörung in Kombination mit Lese-Rechtschreibstörungen oder Aufmerksamkeitsdefizit-/Hyperaktivitätsstörungen (ADHS; vgl. dazu Kapitel 4). **Gehäuftes Auftreten komorbider Störungen** **Aufmerksamkeitsdefizite**

Von Aster und Kollegen (2007) berichten beispielsweise, dass tatsächlich nur 1,8 Prozent der von ihnen untersuchten Kinder eine isolierte Rechenstörung aufwiesen, während der mit 4,2 Prozent der Stichprobe deutlich größere Anteil sowohl Beeinträchtigungen der mathematischen Verarbeitung als auch Lese-Rechtschreibdefizite zeigte. Zu bedenken ist jedoch, dass auch bei dieser Studie das im ICD-10 formulierte Diskrepanzkriterium keine Anwendung fand. Die hinsichtlich allgemeiner kognitiver Leistungsparameter kontrollierte Untersuchung von Lewis und Kollegen (1994) fand 2,3 Prozent der erhobenen Stichprobe in Bezug auf beide Leistungsbereiche auffällig, aber nur 1,3 Prozent der Kinder von einer isolierten Rechenstörung betroffen. Auch die Daten einer aktuellen Erhebung an Berliner Grundschulen belegen, dass – selbst nach Ausschluss aller Kinder mit nachweisbaren Intelligenz- oder Aufmerksamkeitsdefiziten – das Verhältnis von isolierten Störungen im Bereich mathematischer Verarbeitung zu kombinierten Rechen- und Lese-Rechtschreibdefiziten bei etwa 1 : 3 bis 1 : 4 liegt (Heine & Jacobs, 2011; vgl. Abbildung 10). **Lese-Rechtschreibstörung**

Bedeutsam ist in diesem Zusammenhang, dass beispielsweise Shalev und Kollegen (1997) zeigen konnten, dass Kinder, die neben ihrer Rechenstörung auch unter Lese-Rechtschreibdefiziten leiden, deutlich schwächere

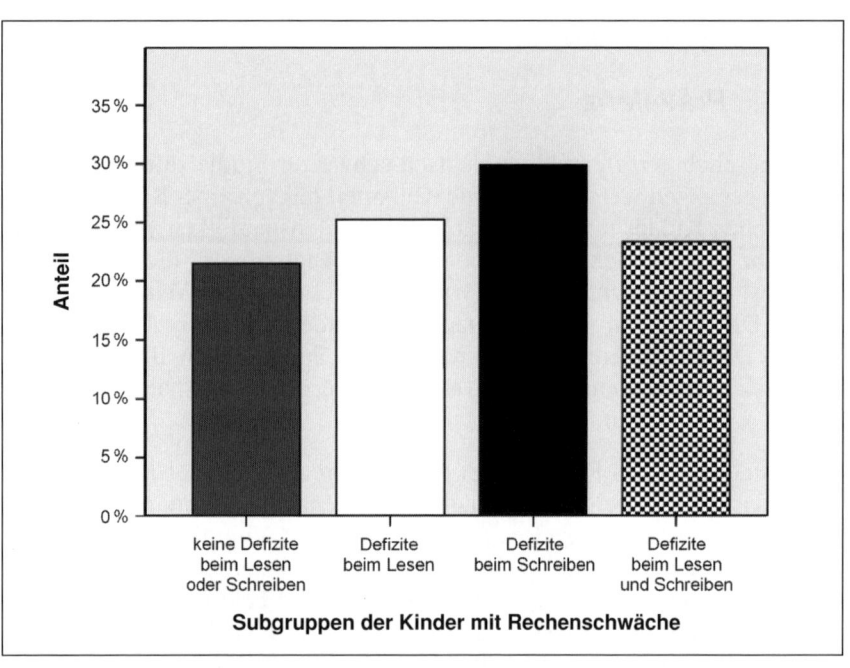

Abbildung 10:
Ergebnisse einer Berliner Studie; isolierte im Vergleich zu Rechenstörungen mit komorbiden Beeinträchtigungen des Schriftspracherwerbs (Heine & Jacobs, 2011)

Ergebnisse im Bereich arithmetischer Verarbeitung erzielen, als Kinder, bei denen entweder eine isolierte Rechenstörung vorliegt oder aber eine Kombination von Rechen- und Aufmerksamkeitsproblemen. Dies deutet darauf hin, dass das Vorliegen einer Störung des Schriftspracherwerbs die Symptomatik der Rechenstörung in besonderer Weise verschärfen kann.

Ältere Studien belegen darüber hinaus, dass ungefähr jedes dritte rechengestörte Kind auch an Aufmerksamkeitsdefiziten leidet (Gross-Tsur, Manor & Shalev, 1996; Shalev, et al., 1997). Interessant sind vor allem die Befunde von Shalev und Kollegen (1998), die im Rahmen einer Follow-up-Studie nachwiesen, dass Kinder mit persistenter Rechenstörung bereits früh, das heißt zum ersten Erhebungszeitpunkt der Untersuchung, unter deutlicher ausgeprägten emotionalen und Verhaltensauffälligkeiten, insbesondere Aufmerksamkeitsdefiziten litten, als Kinder mit nicht-persistenten Rechenstörungen.

3.2.2 Geschlechterverteilung

Die Frage, ob Mädchen und Jungen gleich häufig unter Beeinträchtigungen der Zahlenverarbeitung und des Rechnens leiden, wird kontrovers diskutiert. Während beispielsweise Landerl und Kaufmann (2008) davon ausgehen, dass die Auftretenshäufigkeit der Rechenstörung für beide Geschlechter gleich ist (vgl. auch Hein, et al., 2000; Koumoula, et al., 2004; Lewis, et al., 1994), deuten die Ergebnisse anderer Studien darauf hin, dass Mädchen etwas häufiger betroffen sein könnten als Jungen (Gross-Tsur, et al., 1996; Klauer, 1992; von Aster, 2000).

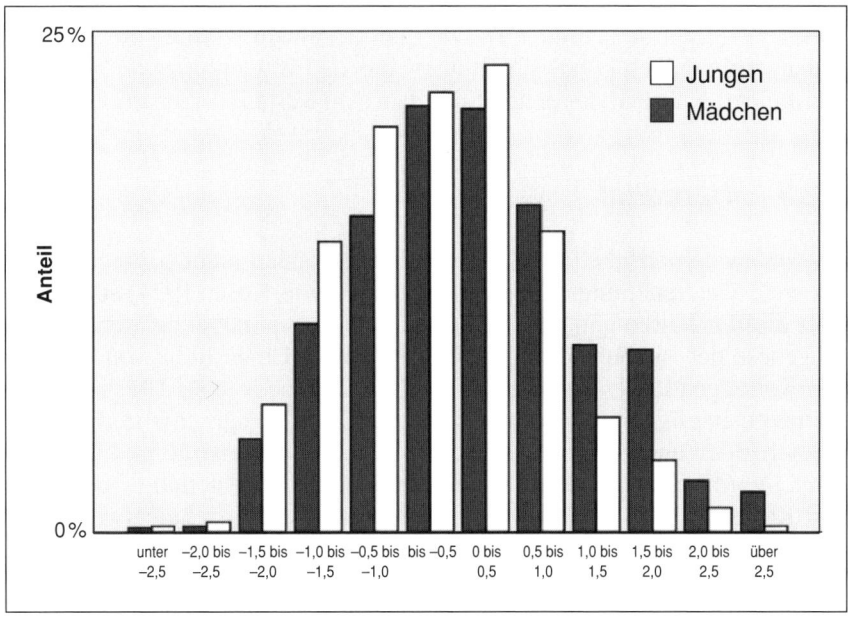

Abbildung 11:
Screeningergebnisse der Berliner Studien (Heine & Jacobs, 2011): Leistungsniveau von 1 599 Jungen und 1 580 Mädchen in einem standardisierten Mathematiktest (Erhebungszeitraum: 2008/2009); Gezeigt wird die Streuung der Stichprobe
(schwarz = Jungen, weiß = Mädchen).

Auch die Daten zweier deutscher Forschungsprojekte erhärten die Annahme, dass während der ersten Grundschuljahre Mädchen unter standardisierten Testbedingungen schlechtere Leistungen im Bereich mathematischer Verarbeitung erzielen als Jungen. Die Ergebnisse eines Screenings von Erst-, Zweit- und Drittklässlern aus 22 Grundschulen Berlins belegen eine signifikante Verschiebung der Leistungsverteilungen zuungunsten der Mädchen (Heine & Jacobs, 2011; vgl. Abbildung 11).

Allerdings zeigen die Berliner Querschnittsdaten auch, dass der Leistungsunterschied zwischen Mädchen und Jungen in der ersten Klasse deutlich stärker ausgeprägt ist als bei Drittklässlern. Dies wäre ein Hinweis darauf, dass Mädchen zwar möglicherweise mit schlechteren Voraussetzungen starten, im Laufe der Beschulung aber in ihrer mathematischen Entwick-

Frühe geschlechtsspezifische Leistungsunterschiede nivellieren sich im Laufe der Entwicklung

51

lung aufzuholen in der Lage sind. Diese Ergebnisse sprechen dafür, dass wahrscheinlich weniger prinzipielle Unterschiede auf Ebene basaler neurokognitiver Funktionen für Leistungsdifferenzen zwischen Mädchen und Jungen verantwortlich sind, sondern dass womöglich allgemeine Faktoren wie Ungeübtheit oder Unsicherheit im Umgang mit mathematischen Inhalten eine Rolle bei der Entstehung solcher Geschlechterunterschiede spielen (Ashcraft & Faust, 1994; Miller & Mercer, 1997; Tiedemann & Faber, 1995; vgl. Abschnitt 4.5). Letztlich fehlen zur Klärung dieser Frage gegenwärtig jedoch Längsschnittdaten, die die Entwicklung von Mädchen und Jungen während der ersten Schuljahre im Verlauf dokumentieren.

3.2.3   Heredität

Genetische Verursachungskomponente

Obwohl systematische Forschungsergebnisse bisher nicht vorliegen, deuten erste Untersuchungen darauf hin, dass – wie Kosc (1974) schon vor über dreißig Jahren annahm – eine erbliche Komponente bei der Ätiopathogenese der Rechenstörung eine Rolle spielt. Eine Studie von Alarcon und Kollegen (1997) berichtet beispielsweise eine 8- bis 12-fach erhöhte Auftretenshäufigkeit der Rechenstörung bei Zwillingsgeschwistern betroffener Kinder und Konkordanzraten von 0,73 für eineiige und 0,56 für zweieiige Zwillinge. In einer etwas aktuelleren Untersuchung von Shalev und Kollegen (2001), die insgesamt 39 Familien beziehungsweise 149 Familienmitglieder rechenschwacher Kinder einschloss, zeigte sich, dass bei etwa der Hälfte der Elternteile sowie bei der Hälfte der Geschwisterkinder Betroffener ebenfalls eine Rechenstörung feststellbar war. Da an Shalevs Studie nur rechenschwache Kinder teilnahmen, bei denen keine komorbiden Lese-Rechtschreib- oder Aufmerksamkeitsstörungen festgestellt und auch allgemeine Intelligenzdefizite als Ursache ausgeschlossen wurden, liegen damit erste relevante Befunde vor, die auf eine genetische Komponente bei der Entstehung der spezifischen Rechenstörung hinweisen.

3.2.4   Verlauf und Prognose

Schwere frühe Symptomausprägung und familiäre Häufung sind prognostische Risikofaktoren

Gegenwärtig ist es noch nicht möglich, verlässliche Aussagen über die Prognose der spezifischen Rechenstörung zu machen, da kaum verwertbare Untersuchungsergebnisse zu langfristigen Auswirkungen vorliegen (Shalev, et al., 2000). Eine Längsschnittstudie, die Grundschulkinder über einen Zeitraum von drei Jahren beobachtet hat, identifiziert zwei kritische Merkmale, die mit der Persistenz der Rechenstörung assoziiert sind (Shalev, et al., 1998). Relevant sind demnach zum einen der Schweregrad der Symptomausprägung zu frühen Testzeitpunkten und zum anderen das Vorliegen von Rechenstörungen bei Geschwistern.

52

3.3   Ätiologie

Ähnlich wie bei der Lese-Rechtschreibstörung auch (vgl. Abschnitt 2.3), ist für die Rechenstörung ein Gefüge einerseits biologisch bedingter und andererseits psychosozialer Entstehungsfaktoren anzunehmen. Obwohl die Formulierung angemessen komplexer ätiologischer Modelle der Rechenstörung noch aussteht, steht außer Frage, dass verhaltensbezogene und affektive Komponenten – zu letzteren zählt vor allem die so genannte *Rechenangst* (vgl. Abschnitt 4.5) – neben Defiziten auf neurokognitiver Ebene eine entscheidende Rolle bei der Genese und Aufrechterhaltung dieser umschrieben Entwicklungsstörung schulischer Fertigkeiten spielen. Jede diagnostische und therapeutische Intervention muss folglich dem Wechselspiel individueller und umweltbezogener Verursachungsfaktoren Rechnung tragen. Im Folgenden werden ausschließlich neurokognitive Erklärungsansätze der spezifischen Rechenstörung näher ausgeführt, die jedoch *per definitionem* lediglich einen Ausschnitt multifaktorieller Entstehungsmechanismen der Rechenstörung erfassen (vgl. Tabelle 20).

Multifaktorielle Entstehungs- mechanismen

Tabelle 20:
Neurokognitive Defizite, die zu einer Rechenstörung führen können

Ätiologie der Rechenstörung	
Gestörte Funktion	**Kurzbeschreibung der Störung**
Numerische Kernsysteme	Defizitäre Repräsentation numerischer Größe („Zahlensinn") Defizitärer Subitizing-Mechanismus („Subitizing-Spanne")
Exekutive Kontrolle	Defizite auf Ebene der Zentralen Exekutive allgemein Defizite auf Ebene inhibitorischer Prozesse
Kurzzeitgedächtnis	Defizitäre verbale Kurzzeitspeicherung Defizitäre visuell-räumliche Kurzzeitspeicherung Verzögerter Übergang von primär visuell-räumlichen zu verbalen Kurzzeitspeicherstrategien
Langzeitgedächtnis	Defizite bei der Langzeitspeicherung von Information Defizite beim Abruf von Information aus dem Langzeitspeicher

Grundsätzlich lassen sich neurokognitive Ätiopathogenesemodelle der spezifischen Rechenstörung dahingehend unterscheiden, ob sie eher die für die basale Verarbeitung von Zahlen und Mengen *spezifischen* Defizite in den Vordergrund stellen, oder ob sie alternativ *allgemeine* Verarbeitungsdefizite als grundlegend für die Verursachung der Rechenstörung annehmen. Im ersten Fall spricht man von *domänenspezifischen* Ansätzen, im zweiten Fall von *domänenübergreifenden*. Festzustellen ist an dieser Stelle, dass sich Vertreter beider Theorien jeweils auf umfangreiche empirische Befunde berufen. Es ist dem gegenwärtigen Stand der Forschung also angemessen, davon auszugehen, dass beide Positionen relevante Beiträge zur Ursachen-

Domänen- spezifische und domänen- übergreifende Erklärungs- ansätze

klärung der Rechenstörung leisten können, und dass domänenspezifische sowie -übergreifende Prozesse zu einem komplexen Modell numerisch-mathematischer Entwicklung integriert werden sollten. Ein solcher umfassender Ansatz ist umso wünschenswerter, als mit der Rechenstörung kein homogenes Störungsbild vorliegt, vielmehr von Subtypen gestörter Zahlenverarbeitung auszugehen ist (Geary, 2004).

Darüber hinaus legen Ergebnisse bildgebender Untersuchungen nahe, dass das Zusammenspiel domänenspezifischer und -übergreifender Funktionen sowie der zugrunde liegenden neuroanatomischen Strukturen im Laufe der Individualentwicklung bedeutsamen Veränderungen unterliegt. Anzunehmen ist beispielsweise, dass die für numerische Verarbeitungsprozesse bei gesunden Erwachsenen typischen Aktivierungsmuster in parietalen Hirnregionen eher als Resultat von Reifungs- und Entwicklungsprozessen zu interpretieren sind, und weniger als deren Ausgangspunkt (Rivera, Reiss, Eckert & Menon, 2005).

3.3.1 Domänenspezifische Defizite als Ursache der Rechenstörung

Kernsysteme numerischer Verarbeitung

In Anlehnung an die Annahme eines phonologischen Kerndefizits im Bereich umschriebener Beeinträchtigungen des Schriftspracherwerbs (Ramus, et al., 2003), wird auch in Bezug auf die Entstehung der spezifischen Rechenstörung die Möglichkeit eines Kerndefizits diskutiert (vgl. Tabelle 20, Punkt 1). Bevor jedoch auf die entsprechenden domänenspezifischen Verursachungsmodelle näher eingegangen werden kann, ist zunächst zu klären, was Kernsysteme numerischer Verarbeitung sind.

Laut Feigenson und Kollegen (2004) sind zwei basale Kernsysteme numerischer Verarbeitung grundätzlich zu unterscheiden: Zum einen wird ein System für die approximative Repräsentation großer Anzahlen und Mengen angenommen, zum anderen eine Funktion, die es erlaubt, kleine Mengen von Objekten schnell und präzise zu verarbeiten (Heine, Tamm, Wißmann & Jacobs, 2011). Diese Kernfunktionen sind nicht Ergebnisse individueller Lernprozesse oder kultureller Überformung, sondern sind als speziesübergreifende Mechanismen bereits bei Säuglingen nachweisbar, und machen den *Zahlensinn* des Menschen aus (Dehaene, 1997).

3.3.1.1 Der Mentale Zahlenstrahl als erstes von zwei Kernsystemen

Das Triple-Code-Modell

Das so genannte *Triple-Code-Modell* ist eine der einflussreichsten Beschreibungen kognitiver Prozesse und Funktionen, die numerischer Verarbeitung zugrunde liegen, sowie deren neuroanatomischer Basis (Dehaene & Cohen, 1995). Auch wenn Alternativen zu diesem Modell vorgeschlagen wurden (vgl. etwa Campbell, 1994), hat Dehaenes Ansatz die Forschung und Praxis besonders nachhaltig beeinflusst.

Das *Triple-Code-Modell* geht, wie der Name bereits andeutet, von drei funktional unabhängigen Repräsentationsformaten numerischer Inhalte bzw. drei distinkten *Codes* aus (vgl. Abbildung 12). Zum einen wird ein *visuell-arabisches* Repräsentationsformat angenommen, das für die Verarbeitung von Ziffern und Ziffernfolgen zuständig ist. Analog zum *visuellen Wortform-Areal*, das beim Leseprozess entscheidend für den effizienten Zugriff auf lexikalische Einheiten ist (McCandliss, Cohen & Dehaene, 2003), wird eine Funktionalität angenommen, die auf die Verarbeitung primär visuell vermittelter Zahlenformate spezialisiert ist. Neuroanatomisch verortet wird dieses Verarbeitungsmodul in okzipito-temporalen Hirnarealen.

Visuell-arabischer Code

Weiterhin geht das Modell davon aus, dass in links-hemisphärischen perisylvischen Hirnregionen, die primär auf die Verarbeitung von Sprache spezialisiert sind, *verbal* vermittelte numerische Repräsentationsformate verarbeitet werden. Diese Bereiche werden darüber hinaus mit der Speicherung und dem Abruf mathematischen Faktenwissens in Zusammenhang gebracht, also beispielsweise mit der automatisierten verbalen Wiedergabe des *Einmaleins*.

Verbaler Code

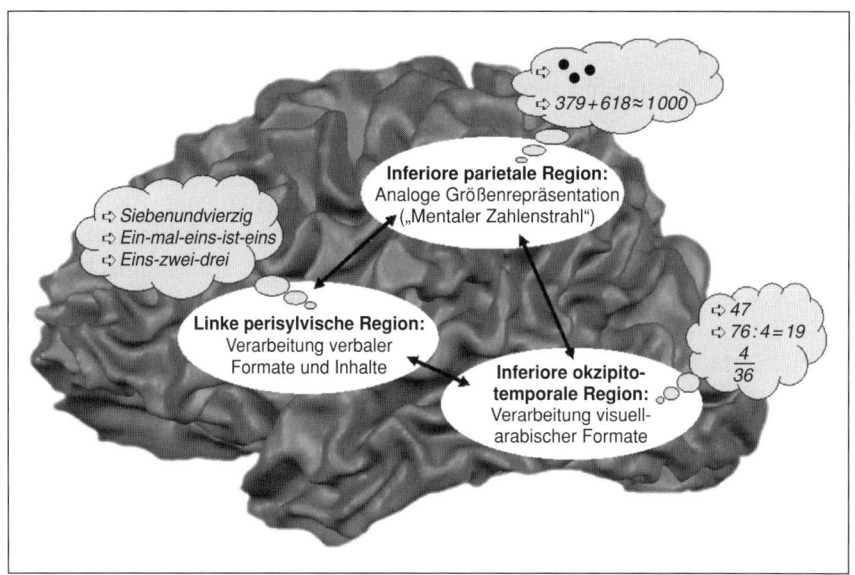

Abbildung 12:
Die anatomisch-funktionelle Architektur des Triple-Code-Modells

Orthogonal zu visuell- und sprachbasierten Verarbeitungsfunktionen wird in Dehaenes Modell ein Mechanismus beschrieben, der für die *analoge*, also format- und domänenübergreifende Repräsentation numerischer Größe zuständig ist. Unabhängig von spezifischen Darstellungsformaten erlaubt diese Repräsentationsform Zugriff auf die *Semantik* von Zahlen, also auf das, was beispielsweise die *Dreihaftigkeit* der Drei ausmacht. Für dieses amodale Repräsentationssystem wurde die Metapher eines *Mentalen Zahlenstrahls* geprägt, die unmittelbar darauf verweist, dass es sich um ein ikonisches Repräsentationssystem mit einer definierten räumlichen Orientierung handelt (Dehaene, Bossini & Giraux, 1993). Indem numerische Größe unter Rückgriff auf räumliche Distanz konzipiert wird – man interpretiert den *Abstand* zweier Zahlen (Heine, Thaler, et al., 2010) –, wird der unmittelbare Zusammenhang zwischen zahlenspezifischen und visuell-räumlichen Aufmerksamkeits- und Verarbeitungsprozessen deutlich (Walsh, 2003). Diese funktionale Nähe von zahlenspezifischen und übergreifenden Prozessen manifestiert sich auch in der neuroanatomischen Lokalisierung des Mentalen Zahlenstrahls in bilateralen inferioren parietalen Kortexarealen – in den so genannten horizontalen Segmenten beider inferior-parietalen Sulci (Dehaene, Piazza, Pinel & Cohen, 2003).

Relevant ist das Triple-Code-Modell mit dem Mentalen Zahlenstrahl als zentrale zahlensemantische Instanz vor allem für Erklärungsansätze der Rechenstörung, die primär *basale numerische* Defizite für die Genese der Rechenstörung annehmen, die beispielsweise also von einer zugrunde liegenden Beeinträchtigung analoger Größenrepräsentation ausgehen.

3.3.1.2   Subitizing als zweites Kernsystem

Die Fähigkeit des Menschen, Mengen von bis zu vier Objekten unmittelbar und exakt zu erfassen, ohne dabei auf Zählprozesse zurückzugreifen, wird als *Subitizing* bezeichnet (Kaufman, Lord, Reese & Volkmann, 1949; subito, lat.: plötzlich). Dieser Mechanismus, der mittlerweile auch für auditorisch und haptisch dargebotene Stimuli nachgewiesen wurde (Plaisier, Bergmann Tiest & Kappers, 2009; Repp, 2007), erlaubt das parallele Aufrechterhalten und Verfolgen von wenigen Stimuli im Raum, indem lediglich auf unterspezifizierte Information über Ort und Form verwiesen wird. Trick und Pylyshyn (1994) gehen in ihrer einflussreichen Theorie davon aus, dass es sich beim Subitizing um einen prä-attentionalen Verarbeitungsmechanismus mit strikter Kapazitätslimitierung handelt.

Diskutiert wird jedoch seit längerem die Frage, ob es sich beim Subitizing tatsächlich um einen *qualitativ* vom Zählen zu unterscheidenden Mechanismus handelt (Balakrishnan & Ashby, 1991). Neuere Ergebnis von Ansari und Kollegen (2007) lassen sich allerdings sehr gut mit der inzwischen klassischen Annahme vereinbaren, dass beim Subitizing qualitativ andere Aufmerksamkeitsprozesse wirksam sind als beim Abzählen größerer Mengen. Die Autoren zeigen, dass Aktivierungsunterschiede vor allem im Bereich des rechten temporo-parietalen Übergangs die Verarbeitung beim Schätzen kleinerer gegenüber größerer Mengen unterscheiden.

Marginalia (left margin):

Der Mentale Zahlenstrahl

Zentrale Rolle inferiorer parietaler Kortexareale

Subitizing und Aufmerksamkeitsprozesse

3.3.1.3 Kerndefizithypothese

Vor dem Hintergrund des Triple-Code-Modells identifizieren Wilson und Dehaene (2007) zwei mögliche Arten von Beeinträchtigungen im Bereich des *ersten Kernsystems*, die Einbußen im Bereich der Zahlenverarbeitung und des Rechnens nach sich ziehen können. Zum einen ist eine Störung der Interaktion symbolischer und nicht-symbolischer Repräsentationsformate denkbar. Aktuelle Ergebnisse beispielsweise von Landerl und Kollegen (2009) sprechen allerdings gegen die Annahme, dass ein Defizit auf Ebene symbolverarbeitender Prozesse primäre Ursache der umschriebenen Rechenstörung ist.

Näher liegend ist die Annahme von Beeinträchtigungen auf Ebene der Zahlenrepräsentation *per se*, der Funktionen des Mentalen Zahlenstrahls also. Ein solches basales numerisches Defizit, das sich bei kontrolliertem, aber auch automatisiertem Zugriff auf die Zahlensemantik manifestiert (Heine, Tamm, et al., 2010), ist mit den Untersuchungsergebnissen beispielsweise von Landerl und Kollegen (2009) sehr gut in Einklang zu bringen. Weitere Belege dafür, dass Beeinträchtigungen basaler numerischer Größenrepräsentation mit spezifischen Rechenstörungen einhergehen, stammen darüber hinaus auch von vereinzelt vorliegenden Einzelfallbeschreibungen (vgl. beispielsweise Butterworth, 1999; Kapitel 7). Und obwohl sich die systematische neurowissenschaftliche Erforschung gestörter Zahlenrepräsentation noch in ihren Anfängen befindet, gibt es mittlerweile eindeutige Hinweise auf funktionale Unterschiede im Bereich neurokognitiver Prozesse (Heine & Jacobs, 2011) und hirnanatomischer Strukturen (Rykhlevskaia, Uddin, Kondos & Menon, 2009), die mit einem solchen Kerndefizit in Verbindung gebracht werden. Eine Morphometrie-Studie von Isaacs und Kollegen (2001) belegt beispielsweise Abweichungen hinsichtlich der Dichte grauer Substanz in links-hemisphärischen inferior-parietalen Regionen bei rechengestörten Jugendlichen im Vergleich zu unauffälligen Gleichaltrigen.

Defizite im Bereich der basalen Zahlensemantik

Kucian und Kollegen (2006) konnten darüber hinaus Gruppenunterschiede auf funktionaler Ebene zeigen. Die Autoren wiesen bei rechengestörten Kindern reduzierte Aktivierung in intraparietalen Arealen bei Aufgaben nach, die approximative Zahlenverarbeitung erfordern, Aufgaben also, bei denen man davon ausgehen muss, dass sie unmittelbar auf die Funktion des Mentalen Zahlenstrahls zurückgreifen. Einen indirekten Beleg für die zentrale funktionale Rolle inferior-parietaler Areale für die numerische Verarbeitung liefert eine Studie von Cohen Kadosh und Kollegen (2007), bei der mittels transkranialer Magnetstimulation transiente Störungen im Bereich bilateraler intra-parietaler Kortexareale ausgelöst wurden. Unter einer solchen künstlich induzierten Läsion zeigten gesunde Probanden Verarbeitungsmuster, die denen rechengestörter gleichen.

Neuroanatomische und funktionale Auffälligkeiten in inferioren parietalen Kortexarealen

TMS-Befunde

Weniger eindeutig sind die vorliegenden Studienergebnisse zum Zusammenhang zwischen allgemeinen numerischen Defiziten und der Verarbeitung von Mengen und Größen im Bereich der Subitizing-Spanne. Obwohl Rubinsten und Henik (2009) davon ausgehen, dass Rechenstörungen mit Defiziten in Bezug auf den Subitizing-Mechanismus verbunden sind, liegen zur Zeit tatsächlich nur wenig gesicherte Belege dafür vor, dass Funktionseinschränkungen des *zweiten Kernsystems* numerischer Verarbeitung für die Ätiopathogenese der Rechenstörung relevant sind.

Zwei Untersuchungen aus dem Jahr 2004 (Landerl, Bevan & Butterworth, 2004; van der Sluis, de Jong & van der Leij, 2004) berichten Daten, die als Hinweise auf Subitizing-Defizite bei rechengestörten Kindern interpretiert werden können. Auch eine neuere Untersuchung von Desoete und Grégoire (2007) weist defizitäre Verarbeitung kleiner Mengen bei einigen der von ihnen untersuchten Grundschülern mit diagnostizierter Rechenstörung nach. Ein Beleg schließlich dafür, dass die Subitizing-Funktion auch bei Erwachsenen beeinträchtigt sein kann, ist einem von Butterworth (1999) beschriebenen Fallbeispiel zu entnehmen. C. W., ein 30-jähriger Mann mit normal ausgeprägter allgemeiner kognitiver Leistung, litt unter einer spezifischen Rechenstörung, die zu gravierenden Defiziten im Bereich numerisch-mathematischer Verarbeitung führte, die auch das Erfassen kleiner Mengen betraf.

Defizite bei der Verarbeitung kleiner Mengen von Objekten Zusammenfassend lässt sich also feststellen, dass einige Belege dafür sprechen, dass auch die Verarbeitung kleiner Mengen bei Vorliegen einer spezifischen Rechenstörung beeinträchtigt sein kann. Unklar bleibt jedoch, ob eine Beeinträchtigung des Subitizing-Mechanismus *ursächlich* an der Entstehung der Rechenstörung beteiligt ist, oder ob es sich hierbei nicht vielmehr um eines von vielen Symptomen allgemeiner Funktionseinschränkungen im Bereich basaler Zahlenrepräsentation – des Mentalen Zahlenstrahls also – handelt.

3.3.2 Domänenübergreifende Defizite als Ursache der Rechenstörung

Eine Vielzahl unterschiedlicher Ansätze führt die Rechenstörung auf domänenübergreifende, also auf nicht primär numerische Defizite zurück. Im Folgenden wird lediglich auf diejenigen Ansätze eingegangen, für die zum einem bereits solide empirische Befunde vorliegen, und die zum anderen als Ursachen der Rechenstörung in Frage kommen; Beeinträchtigungen also, die nicht lediglich als Begleitsymptome zu interpretieren sind.

3.3.2.1 Defizite im Bereich exekutiver Kontrollfunktionen

Mit dem Begriff der exekutiven Kontrolle wird typischerweise auf kognitive Funktionen und Prozesse verwiesen, die flexiblem und zielorientiertem Verhalten zugrunde liegen. Exekutive Funktionen spielen immer dann eine entscheidende Rolle, wenn bisher unbekannte Problemkontexte den Rück-

58

griff auf überlernte und automatisierte Verhaltensmuster nicht zulassen, wenn das Individuum sein Verhalten also an neue Situationen anpassen muss.

In Baddeleys klassischem Arbeitsgedächtnismodell kommt der so genannten *Zentralen Exekutive* die Rolle einer Supervisionsinstanz zu (Baddeley & Hitch, 1974). Sie wird als ein Kontrollmechanismus mit stark beschränkter Kapazität verstanden, dem neben der Koordination der untergeordneten Kurzzeitspeichersysteme beispielsweise auch die unmittelbare Überwachung von Verarbeitungsprozessen zukommt. Die Zentrale Exekutive spielt darüber hinaus eine wichtige Rolle für die Fokussierung und Verteilung begrenzter Aufmerksamkeitsressourcen (Baddeley, 2001). Die Funktionen von Zentraler Exekutive und den ihr untergeordneten Systemen werden neuroanatomisch in einem umfangreichen fronto-parietalen Netzwerk verortet, bei dem posteriore Areale eher für die Kurzzeitspeicherung von Information bedeutsam sind, während frontale Bereiche Integrations- und Supervisionsfunktionen wie die Lenkung selektiver Aufmerksamkeit oder die Ressourcenverteilung unter Simultanbelastung übernehmen (Smith & Jonides, 1997).

Die Zentrale Exekutive

Einen Beleg für die zentrale Rolle exekutiver Funktionen bei der Zahlenverarbeitung lieferte eine frühe Untersuchung von Lemaire und Kollegen (1996; vgl. Tabelle 20, Punkt 2). Mit einigen Jahren Abstand liegen inzwischen weitere Studien vor, die bestätigen, dass bei Kindern mathematische Leistung mit der Kapazität exekutiver Kontrollfunktionen hoch korreliert (Bull, Espy & Wiebe, 2008). Auch eine fMRT-Studie von Ansari und Kollegen (2005) setzt entwicklungsbedingte Aktivierungsunterschiede in Hirnarealen, die mit exekutiven Kontrollfunktionen zusammenhängen, unmittelbar mit Rechenleistung in Verbindung.

Zusammenhang von exekutiven Funktionen und Leistung im Fach Mathematik

Relevant für die Ursachenforschung im Bereich gestörter numerischer Verarbeitung sind neuere Studien, die belegen, dass exekutive Kontrolle ein weites Spektrum teilweise unabhängiger Funktionen umfasst, die zu unterschiedlichen Zeitpunkten im Laufe der Individualentwicklung reifen (Welsh, Pennington & Groisser, 1991). Bedeutsam ist eine solche Differenzierung (Miyake, Friedman, Emerson, Witzki & Howerter, 2000), weil besonders die *inhibitorische* Komponente exekutiver Kontrolle, vor allem also die Unterdrückung irrelevanter Information und inadäquater Antwortautomatismen, unmittelbar mit Leistungsunterschieden im Bereich numerischer Verarbeitung in Zusammenhang gebracht wird (Passolunghi & Siegel, 2001). Ergebnisse einer fMRT-Studie von Rotzer und Kollegen (2009) bestätigen die Annahme eines solchen Zusammenhangs.

Monitoring, Shifting, Inhibition

Dass die Kapazität exekutiver Kontrolle im Allgemeinen oder aber spezifischer exekutiver Funktionen mit numerischer Verarbeitungsleistung korreliert, kann trotz einzelner widersprüchlicher Untersuchungsergebnisse (vgl. Willburger, Fussenegger, Moll, Wood & Landerl, 2008) in Anbetracht der vorliegenden Forschungsdaten nicht angezweifelt werden. Weitere Untersuchungen müssen zeigen, wie genau Defizite im Bereich exekutiver Funktionen und Störungen numerisch-mathematischer Prozesse ineinander greifen.

3.3.2.2 Defizite im Bereich der Kurzzeitspeicherung von Information

Die Rolle verbaler bzw. phonologischer Kurzzeitspeicherung

Sich auf Ergebnisse von Furst und Hitch (2000) beziehend, die eine zentrale Rolle verbaler bzw. *phonologischer Kurzzeitspeicherung* für numerische Verarbeitungsprozesse annehmen, gehen Forscher wie Swanson und Kollegen (2005) davon aus, dass die Kapazität des phonologischen Kurzzeitgedächtnisses ein beschränkender Faktor für die Entwicklung der Rechenleistung ist. Dies bestätigen fMRT-Studien, bei denen Probanden Kopfrechenaufgaben zu lösen hatten (Gruber, Indefrey, Steinmetz & Kleinschmidt, 2001). Aus links-hemisphärischen inferior-frontalen Aktivierungsunterschieden, die mit der Komplexität dargebotener Aufgaben zusammenhängen, schließen die Autoren, dass sprachbasierte Prozesse beim Rechnen eine entscheidende Rolle spielen.

Untersuchungen zu Kurzzeitgedächtnisdefiziten von Kindern mit Rechenstörungen berichten jedoch, dass nur bei denjenigen Probanden eine Beeinträchtigung verbaler Kurzzeitspeicherfunktionen festzustellen war, die neben einer Rechenstörung gleichzeitig auch Defizite im Bereich der Sprachverarbeitung zeigten (Bull, Johnston & Roy, 1999; vgl. Tabelle 20, Punkt 3). Die insgesamt widersprüchliche Befundlage kann teilweise dadurch erklärt werden, dass die jeweils untersuchten Stichproben unterschiedlichen Altersgruppen angehörten. Dies ist relevant, da davon ausgegangen wird, dass sich die beispielsweise für das Rechnen relevanten verbalen Rehearsal-Prozesse erst relativ spät entwickeln (Baddeley, Gathercole & Papagno, 1998). Besonders interessant sind in diesem Zusammenhang die Ergebnisse von Palmer (2000), die besagen, dass Kinder im Laufe ihrer numerisch-mathematischen Entwicklung zunächst stärker auf visuell-räumliche und erst später auf primär verbal basierte Verarbeitungsstrategien zurückgreifen. Diese Annahme wird von McKenzie und Kollegen (2003) bestätigt, die zeigen, dass je nach Stand der Entwicklung räumlich-visuelle beziehungsweise phonologische Kurzzeitspeicherressourcen unterschiedlich stark für mathematische Verarbeitungsprozesse rekrutiert werden.

Entwicklung von visuellen zu verbalen Kurzzeitspeicherstrategien

Die insgesamt uneindeutige Datenlage in Bezug auf einen möglichen Zusammenhang zwischen phonologischen Kurzzeitgedächtnisdefiziten und der Entwicklung von Rechenstörungen kann nur durch longitudinale Studien aufgeklärt werden, die momentan jedoch noch ausstehen.

Eine der ersten Untersuchungen, die auf einen möglichen Zusammenhang zwischen *visuell-räumlichen Kurzzeitgedächtnisprozessen* und numerischer Verarbeitungsleistung hinweisen, ist die Studie von Logie und Kollegen (1994), die beispielsweise aktuell von Holmes und Adams (2006) für Gruppen von Grundschülern unterschiedlichen Alters bestätigt wurde. Holmes und Adams zeigen auch, dass ältere Kinder auf visuell-basierte Strategien nur dann zurückgreifen, wenn die Aufgabenkomplexität hoch ist. Dieser Befund wird als Indiz dafür gewertet, dass visuell-räumliche Strategien im Laufe der Entwicklung partiell, jedoch niemals vollständig von effizienteren sprachbasierten Prozessen abgelöst werden (Zago et al., 2001).

Die Rolle visuell-räumlicher Kurzzeitspeicherung

Dass es einen Zusammenhang zwischen Defiziten visuell-räumlicher Kurzzeitgedächtnisfunktionen und Störungen im Bereich numerischer Verarbeitung geben könnte, zeigt auch die fMRT-Untersuchung von Rotzer und Kollegen (2009), die die Schlussfolgerungen der behavioralen Studien bestätigt (Siegel & Ryan, 1989). Die Autoren berichten ein signifikant geringeres Aktivierungsniveau in rechtshemisphärischen frontalen und parietalen Kortexarealen bei Kindern mit Rechenstörungen im Vergleich zu einer Kontrollgruppe.

3.3.2.3 Defizite im Bereich des Langzeitgedächtnisses

Vor allem Geary (2004) geht davon aus, dass Rechenstörungen auch durch Defizite im Bereich des Abrufs von Inhalten aus dem Langzeitgedächtnis verursacht werden können (vgl. Tabelle 20, Punkt 4). Diese Annahme basiert vor allem auf Beobachtungen, dass der Aufbau mathematischen Faktenwissens bei Kindern, die unter Rechenstörungen leiden, typischerweise nicht oder nur unzureichend erfolgt (Jordan & Montani, 1997). In Folge solcher Beeinträchtigung kann der Übergang von aufwändigen und fehleranfälligen prozeduralen Rechenstrategien zu effizienteren Strategien, die den Abruf von Fakten aus dem Langzeitgedächtnis implizieren, nicht erfolgen (Ostad, 1997). Beeinträchtigungen links-hemisphärischer sprachverarbeitender Systeme, die für die Etablierung von mathematischen Langzeitgedächtnisinhalten zentral sind, werden als mögliche neuroanatomische Basis eines solchen Defizits angenommen (Geary, Bow-Thomas, Fan & Siegler, 1993).

Mathematisches Faktenwissen und die Rolle des Langzeitgedächtnisses

Eine Alternative zur Annahme eines unzureichenden *Aufbaus* von Langzeitgedächtnisinhalten ist die Möglichkeit, dass Defizite auch auf Ebene des *Abrufs* von Informationen aus dem Langzeitgedächtnis vorliegen können. Barrouillet und Kollegen (1997) interpretieren ihre Untersuchungsbefunde dahingehend, dass mangelnde inhibitorische Kontrolle zu Problemen beim Gedächtnisabruf führt. Damit wären die beobachteten Langzeitgedächtnisdefizite dann letztlich jedoch eher als Konsequenz von Problemen im Bereich exekutiver Funktionen zu interpretieren und weniger als Beeinträchtigung des Langzeitgedächtnisses *per se*.

Defizite beim Gedächtnisabruf

3.4 Diagnostik der Rechenstörung

Das Phänomen der Rechenstörung stellt ein komplexes Störungsbild dar, dessen Ursachen längst noch nicht ausreichend erforscht sind. Aktuell existiert im Bereich der Dyskalkulieforschung noch keine einheitliche Störungsdefinition, allerdings stellen die Diagnosekriterien des ICD-10 und des DSM-IV wichtige Richtlinien zur Verfügung. Laut ICD-10 werden Rechenstörungen als Störungen zentralnervöser Reifungsvorgänge verstanden, die die Entwicklungsprozesse kognitiver Informationsverarbeitungsfunktionen behindern (vgl. auch Anhang A). Die Kriterien, die für eine Diagnose einer isolierten Rechenstörung (F81.2, Dyskalkulie) erfüllt sein müssen, ähneln denen der Lese-Rechtschreibstörung (vgl. Tabelle 21).

Als Voraussetzung für die Diagnosestellung muss eine klinisch eindeutig relevante Beeinträchtigung schulischer Fertigkeiten im Bereich des numerischen und rechnerischen Denkens vorliegen. Wenn neben den Rechenfertigkeiten auch die Lese- und Rechtschreibfähigkeiten beeinträchtigt sind, ist eine kombinierte Störung schulischer Fertigkeiten (F81.3) zu diagnostizieren.

Tabelle 21:

Diagnosekriterien nach der ICD-10 (Dilling, et al., 2008)

Rechenstörung (F81.2)
A. 1., 2. und 3.
1. Umschriebene und eindeutige Beeinträchtigung in der Entwicklung der Rechenfertigkeiten (Prozentrang < 10)
2. Leseleistung, Leseverständnis sowie Rechtschreiben liegen im Normbereich.
3. In der Vorgeschichte keine ausgeprägten Lese- oder Rechtschreibschwierigkeiten
B. Die Teilleistung liegt mindestens 1,5 Standardabweichungen unter dem aufgrund von Alter und Intelligenz zu erwartenden Wert.
C. Die Störung behindert die Schulausbildung oder alltägliche Tätigkeiten, die Rechenfertigkeiten erfordern.
Ausschlusskriterien: Allgemeine Intelligenzminderung (IQ < 70) Unangemessene Beschulung Probleme bedingt durch Seh- oder Hörstörungen Erkrankungen, die zu einem Verlust der Rechenfähigkeiten bzw. einer Rechenhemmung führen

Differenzialdiagnostisch ist die umschriebene Rechenstörung von anderen psychischen Störungen abzugrenzen, so z. B. von Rechenstörungen, die mit einer mangelnden Abstraktionsfähigkeit zusammenhängen und an allgemeinen Intelligenzdefiziten erkennbar sind. Erworbene Rechenstörungen (R48.8) bestehen nicht wie im Fall der umschriebenen Entwicklungsstörung des Rechnens seit Beginn des Rechnenlernens, sondern sind auf eine Hirnverletzung oder -erkrankung zurückzuführen. Bei erworbenen Rechenstörungen muss also die Rechenfähigkeit schon entwickelt gewesen sein, bevor es durch eine Hirnerkrankung oder -verletzung zu einer Störung gekommen ist (vgl. Tabelle 21).

Da es sich bei der Rechenstörung um ein komplexes Störungsbild handelt, sollte vorausgehend eine ausführliche Anamnese durchgeführt werden, die sich einerseits auf die störungsspezifische Entwicklungsgeschichte bezieht, also vorschulische Entwicklung kognitiver Fertigkeiten, familiäre Belastungen sowie andererseits im Rahmen einer explorativen Diagnostik aktuell relevante Komponenten erfasst, also Diskrepanzen zu Leistungen in anderen Schulfächern, Schulnoten, spezifische Fehleranalysen, Befragung der Lehrer (vgl. Einlageblatt 1). **Umfassende diagnostische Erhebung**

In diesem Zusammenhang kommt der qualitativen Diagnostik eine große Bedeutung zu. Im Rahmen einer klinischen Prüfung der rechnerischen Fähigkeiten sollten die Bereiche Zählfertigkeiten, Transkodieren, Vergleichen der Größe verschiedener Zahlen, perzeptive und kontextuelle Einschätzung von Mengen, Zuordnen von Zahlen zu analogen Repräsentationen, Kopfrechnen, Textaufgaben beziehungsweise schriftliches Rechnen erhoben werden. Zur Diagnosestellung ist neben der Durchführung eines normierten Rechentests die Anwendung eines mehrdimensionalen Intelligenztests notwendig (vgl. Abschnitt 2.4.5).

Auch die Bestimmung des Leistungsniveaus im Bereich des Lesens und Rechtschreibens stellt einen wichtigen Bestandteil einer Basisdiagnostik dar. Ergänzend dazu kann zur Erfassung von Beeinträchtigungen spezifischer neurokognitiver Funktionen, wie Arbeits- und Kurzzeitgedächtnis, exekutive Kontrolle und visuell-räumliche Wahrnehmung, die Durchführung spezifischer Testverfahren sinnvoll sein. Um weitere Faktoren, wie beispielsweise eine neurologische Erkrankung, auszuschließen, können medizinische Untersuchungen eine notwendige Ergänzung darstellen.

Darüber hinaus setzt eine individuell auf die Stärken und Schwächen des Kindes abgestimmte Therapieplanung eine umfassende Abklärung komorbid auftretender Störungen, wie Entwicklungsstörungen motorischer Funktionen, des Sprechens und der Sprache voraus. Auch psychosozialen Aspekten kommt eine große Bedeutung zu, wobei vor allem die Erfassung von emotionalen Belastungen wie Rechenangst notwendig sein kann. **Abklärung komorbid auftretender Störungen**

Im Verlauf einer Intervention sollte eine Prozessdiagnostik durchgeführt werden, um die Effektivität von Fördermaßnahmen zu überprüfen.

3.4.1 Verfahren zur Diagnostik der Rechenstörung

Die für den Schulbereich zur Verfügung stehenden Verfahren lassen sich grob in zwei Kategorien einteilen. Neben curricular orientierten Instrumenten, deren Validität durch die Analyse der regionalen Lehrpläne sichergestellt wird, wurden Diagnostikinstrumente entwickelt, die auf kognitionspsychologischen und neurowissenschaftlichen Verarbeitungsmodellen basieren.

Tabelle 22:

Überblick über Testverfahren zur Erfassung der Rechenleistung

Erfassung der Rechenleistungen (Schulleistungstests)					
Test	Erfassungsbereich	Dauer	Norm-gruppe	Normie-rung	Grup-pentest
DEMAT 1+	Zahlenverständnis, -verarbeitung, Grundrechenarten, Sachrechnen	Gruppe: 40 min Einzel: 20–35 min	2927	2000	ja
DEMAT 2+	Zahlenverständnis, Arithmetik, Sach-rechnen, Geometrie	Gruppe: 45 min Einzel: 20–40 min	4014	2002	ja
DEMAT 3+	Arithmetik, Sachrechnen, Geometrie	Gruppe: 45 min Einzel: 20–40 min	4209	2003	ja
ERT 1+	Grundfähigkeiten, Ordnungsstrukturen, algebraische Strukturen, angewandte Mathematik	max. 60 min	2117	2007 veröffentl.	ja
ERT 2+	Grundfähigkeiten, Ordnungsstrukturen, algebraische Strukturen, angewandte Mathematik	max. 60 min	2538	2008 veröffentl.	ja
HRT 1-4	Rechenoperationen, numerisch-logische und räumlich-visuelle Fähigkeiten;	Gruppe: 50–60 min Einzel: 45 min	3354	2002-2004	ja
OTZ	Objektkategorisierung, Zählprinzipien und -prozeduren (ZR 20), Anwenden von Zahlenwissen	ca. 25–30 min	1153	2001 veröffentl.	nein
RZD 2-6	Transkodieren, Abzählen, analog-semantische Fähigkeiten, Arithmetik, Flexibles Anwenden, Regelverständnis, Zählrahmen, Textaufgaben	ca. 30–45 min	497	2005 veröffentl.	nein
TeDDY-PC	Grundrechenarten, geometrische Figuren, Kopfrechenaufgaben, Sach-aufgaben	ca. 20–30 min	796	2008 veröffentl.	nein
TEDI-MATH	Ab Einschulung: Zahlenverarbeitung und Rechnen; Kindergartenbereich: Zählen, Entscheidung arabische Zahl/Zahlwort	Gesamt: 60 min, Kerntest: 45 min	873	2002-2004	nein
ZAREKI-K	Basisnumerische Funktionen, Zahlen- und Faktenwissen, analog-semantische Fähigkeiten, Arbeitsgedächtnis	ca. 30–40 min	381	2009 veröffentl.	nein
ZAREKI-R	Zahlen- und Faktenwissen, analog-semantische und arithmetische Fähigkeiten, Zählfertigkeiten, AG	ca. 15–30 min	764	2005 veröffentl.	nein

64

Diese multidimensionalen Verfahren stehen überwiegend in Form von Individualtests zur Erfassung numerischer und rechnerischer Fertigkeiten zur Verfügung und ermöglichen die Erstellung differenzierter Leistungsprofile.

Im Folgenden werden die aktuell am häufigsten eingesetzten standardisierten Verfahren kurz dargestellt (vgl. auch Tabelle 22). Ein Überblick über den Einsatzzeitraum der einzelnen Testverfahren befindet sich in Abbildung 13.

3.4.1.1 Curricular orientierte Verfahren

Die Reihe der *Deutschen Mathematiktests* (DEMAT 4, Gölitz, Roick & Hasselhorn, 2006; DEMAT 1+, Krajewski, Küspert & Schneider, 2002; DEMAT 2+, Krajewski, Liehm & Schneider, 2004; DEMAT 3+, Roick, Gölitz & Hasselhorn, 2004) orientiert sich an den Lehrplänen der deutschen Bundesländer und ermöglicht die Erfassung der Rechenleistungen vom Ende der ersten bis Anfang der fünften Klasse. Durch diese Instrumente können sowohl das Gesamtergebnis eines Kindes über Prozentränge und T-Werte erfasst, als auch das Leistungsniveau einer Schulklasse abgebildet werden. Für die Ergebnisse der einzelnen Subtests können Prozentränge ermittelt werden, die allerdings auf Subtestebene eine mangelnde Differenziertheit und Probleme in der Messgenauigkeit aufweisen und deshalb eine Profilauswertung problematisch erscheinen lassen. Normen liegen für das Ende der jeweiligen Klasse (letzter Schuljahresmonat) bzw. für die ersten drei Monate des darauf folgenden Schuljahres vor und differenzieren zwischen den Geschlechtern. Normierungen für Einzeltestungen liegen nicht vor. Die Verfahren differenzieren nicht nur im unteren Leistungsbereich, sondern eignen sich auch zur Testung von Kindern im oberen Leistungsspektrum. Weiterhin sind die Testverfahren als Klassenscreenings besonders ökonomisch. Für die Festsetzung der Diagnose einer Rechenstörung sollte allerdings weiterführend ein Einzeltestverfahren angewendet werden, da eine Verhaltensbeobachtung und qualitative Fehleranalysen wichtige Bestandteile der Diagnostik darstellen.

DEMAT 1+ bis *DEMAT 4*

Mit dem *Heidelberger Rechentest* (HRT 1-4, Haffner, Baro, Parzer & Resch, 2005), der sich sowohl für Gruppen- als auch Einzeltestungen eignet, sollen basale mathematische und kognitive Kompetenzen im Grundschulalter (Ende erste Klasse bis Anfang fünfte Schulstufe) erhoben werden, die weitgehend lehrplanunabhängig sind. Die erfassten mathematischen Basiskompetenzen setzen sich aus den Bereichen Rechenoperationen und numerisch-logische beziehungsweise visuell-räumliche Fähigkeiten zusammen und sollen zuverlässige Prädiktoren für die Rechenleistungen in der Grundschule darstellen. Normen liegen ab Ende der ersten Klasse für jedes Quartal des Schuljahres vor. Im Unterschied zu anderen Verfahren werden allen Klassenstufen die gleichen Aufgaben mit ansteigendem Schwierigkeitsgrad vorgelegt. Für die Untertests gibt es Zeitbegrenzungen, das heißt die Speed-

HRT 1-4

komponente hat einen wesentlichen Einfluss auf die Gesamtleistung des Kindes. Dieses Verfahren kann sowohl zur Identifizierung von Kindern mit Rechenstörung als auch von Kindern mit Hochbegabung verwendet werden.

ERT 1+ bis ERT 4+   Die Reihe der *Eggenberger Rechentests* (ERT 3+, Holzer, Schaupp & Lenart, 2010; ERT 2+, Lenart, Holzer & Schaupp, 2008; ERT 1+, Schaupp, Holzer & Lenart, 2007; ERT 4+, Schaupp, Holzer & Lenart, in Vorb.-b) versucht sowohl grundlegende Funktionen des Mengen- und Zahlbegriffs als auch schulstufenspezifische Rechenfertigkeiten zu erfassen. Die Verfahren können als Einzel- oder Gruppentest eingesetzt werden, eignen sich jedoch vor allem als Klassenscreening und können zur Prozess- und Qualitätsdokumentation nach gezielten Fördermaßnahmen eingesetzt werden. Neben Einzelauswertungen können zusätzlich Gruppen- und Klassenprofile erstellt werden; dadurch ist das Verfahren auch zur Qualitätssicherung des Unterrichts geeignet. Für die Auswertung liegen jeweils Klassennormen für das Ende des jeweiligen Schuljahres bzw. für den Anfang des darauf folgenden vor. Sowohl für die einzelnen Skalen als auch für die Faktoren mathematische Grundfähigkeiten, Ordnungsstrukturen und Rechenfertigkeiten stehen Normen in Form von Prozenträngen zur Verfügung. Die Versionen ERT 3+ und 4+ dienen ebenfalls der Erfassung mathematischer Kompetenzen und basieren auf den Faktoren Ordnungsstrukturen, algebraische Strukturen, Größenbeziehungen und angewandte Mathematik. Für das ausgehende Kindergartenalter und den

ERT 0+   Schuleingangsbereich ist der ERT 0+ als diagnostisches Mittel zur Früherkennung in Vorbereitung (Schaupp, Holzer & Lenart, in Vorb.-a). Die Verfahren ermöglichen eine differenzierte Erfassung von Defiziten und eignen sich gut für die Ableitung von Fördermaßnahmen.

3.4.1.2 Multidimensionale Verfahren

ZAREKI und ZAREKI-R   Mit der Testbatterie für *Zahlenverarbeitung und Rechnen bei Kindern* zwischen 7 und 10 Jahren (von Aster, 2001) liegt ein Verfahren vor, das sich am Triple-Code-Modell von Dehaene (Dehaene & Cohen, 1995) orientiert und in Form eines Individualtests eine gute qualitative Aussage zulässt, vor allem in Bezug auf Fördermaßnahmen. Im Jahr 2006 wurde eine geringfügig verbesserte Version publiziert (von Aster, Weinhold Zulauf & Horn, 2006). Für Kinder am Ende der ersten bis vierten Klasse liegen schulklassenbezogene Normen vor. Der ZAREKI-R eignet sich gut für den unteren Leistungsbereich, allerdings nicht für die Feststellung einer normalen oder guten rechnerischen Entwicklung. Eine weitere Einschränkung ist, dass bei der revidierten Version zwar die Erhebung von Speed-Komponenten eingeführt wurde, dass diese Angaben allerdings bei der Auswertung keine Berücksichtigung finden. Das Verfahren eignet sich gut für eine vertiefende explorative Diagnostik und für die Ableitung individueller Förderansätze. Die Aufgaben sind insgesamt etwas sprachlastig, und auf Untertestebene liegen eingeschränkte Testgütekriterien vor.

66

Mit dem *Rechenfertigkeiten- und Zahlenverarbeitungsdiagnostikum* für die RDZ 2-6
zweite bis sechste Klasse (Jacobs & Petermann, 2005) steht ein Individualtest zur Verfügung, der als eines der wenigen Verfahren auch in höheren
Schulstufen eine standardisierte Erfassung rechnerischer Fähigkeiten er-
möglicht. Das RZD basiert auf neuropsychologischen Modellvorstellungen
und orientiert sich an den Diagnoseleitlinien für Rechenstörungen der
Deutschen Gesellschaft für Kinder- und Jugendpsychiatrie, Psychosomatik
und Psychotherapie (2003). Das Verfahren soll insbesondere im unteren
Leistungsbereich gut differenzieren und neben den schulisch vermittelten
Rechenfertigkeiten auch numerische Basiskompetenzen überprüfen. Im
Vergleich zu anderen Tests besteht auch die Möglichkeit, die Komponente
Rechengeschwindigkeit normiert zu erfassen. Für den Gesamtwert und auch
die einzelnen Untertests stehen Normen in Form von Prozenträngen und
Prozentrangbändern, getrennt nach Power- und Speedkomponente, nach
Teststufen (nicht nach Altersgruppen) zur Verfügung. Allerdings kann das
Verfahren nur während bestimmter Zeitfenster eines Schuljahres angewen-
det werden.

Als computergestütztes Verfahren steht seit kurzem der *TeDDy-PC* (Test TeDDy-PC
zur Diagnose von Dyskalkulie, Schroeders & Schneider, 2008) zur Verfügung. Basierend auf dem Modell von Dehaene werden mathematische
Kompetenzen durch Aufgaben zu den Bereichen Grundrechenarten, Erkennen geometrischer Figuren, Kopfrechenaufgaben und Sachaufgaben erhoben. Das Programm orientiert sich an den Lehrplänen aller deutschen
Bundesländer und kann von Ende des ersten bis Anfang des vierten Schuljahres eingesetzt werden (TeDDy-PC 1+, 2+, 3+), es stehen Klassennormen
zur Verfügung. Neben der Erfassung eines Stärken-Schwächen-Profils ermöglicht es auch die Feststellung von Hochbegabung im rechnerischen
Bereich.

3.4.2 Verfahren zur Früherkennung von Rechen- schwierigkeiten

Vor dem Hintergrund vorliegender Forschungsbefunde, die darauf hinweisen, dass bestimmte mathematische Vorläuferfertigkeiten geeignete Prädiktoren für spätere Rechenleistungen sind, ergibt sich die Forderung nach
Diagnostik- und Arbeitsmaterialien für diesen Bereich.

Bis vor kurzem galt der *Osnabrücker Test zur Zahlbegriffsentwicklung* (OTZ, OTZ
van Luit, van de Rijt & Hasemann, 2001) als eines der wenigen normierten
und standardisierten Testverfahren für den Bereich der Früherkennung.
Dieses Verfahren ermöglicht die Feststellung des aktuellen Niveaus der Zahlbegriffsentwicklung eines Kindes im Vorschulalter und im Anfangsunterricht
(5–7,5 Jahre). Die frühe mathematische Kompetenz wird durch Aufgaben
erhoben, die acht distinkten Komponenten des frühen Zahlbegriffs zuge-

ordnet werden. Das Verfahren eignet sich sehr gut zur Früherkennung von Beeinträchtigungen der Zahlentwicklung.

	1. Quartal	2. Quartal	3. Quartal	4. Quartal
Vorschule	OTZ; ZAREKI_K	TEDI-MATH	TEDI-MATH	
1. Klasse	OTZ; TEDI-MATH	TEDI-MATH	TEDI-MATH	ERT 1+; DEMAT 1+; TeDDy-PC; HRT 1-4; ZAREKI-R
2. Klasse	ERT 1+; DEMAT 1+; TeDDy-PC; ZAREKI-R	TEDI-MATH; HRT 1-4	TEDI-MATH	ERT 2+; DEMAT 2+; HRT 1-4; RZD 2-6
3. Klasse	ERT 2+; DEMAT 2+; TeDDy-PC; ZAREKI-R; RZD 2-6	TEDI-MATH; HRT 1-4		DEMAT 3+; HRT 1-4; RZD 2-6
4. Klasse	DEMAT 3+; TeDDy-PC; ZAREKI-R; RZD 2-6	DEMAT 4; HRT 1-4		HRT 1-4; RZD 2-6
5. & 6. Klasse	RZD 2-6			

Abbildung 13:
Zeitschema zur Verwendung von Rechentests

68

Die seit kurzem vorliegende neuropsychologische Testbatterie für *Zahlen-verarbeitung und Rechnen bei Kindern im Kindergartenalter* (ZAREKI-K, von Aster, Bzufka & Horn, 2009) kann bei Kindern im Alter von 4–5 Jahren bzw. im letzten Jahr vor der Einschulung eingesetzt werden und dient der Erfassung mathematischer Vorläuferkompetenzen sowie der Bestimmung von Risikomerkmalen für die Ausbildung einer Rechenstörung.

ZAREKI-K

Das kürzlich erschienene Verfahren *Test zur Erfassung numerisch-rechnerischer Fertigkeiten vom Kindergarten bis zur 3. Klasse* (TEDI-MATH, Kaufmann, Graf, Krinzinger, Delazer & Willmes, 2008; deutschsprachige Adaption der Diagnostique des Competences de Base en Mathematiques, van Nieuwenhoven, Grégoire & Noel, 2001) basiert auf einer modularen neuropsychologischen Theorie der Zahlenverarbeitung und des Rechnens. Der Test ermöglicht die Überprüfung mathematischer Fertigkeiten von 4- bis 8-jährigen Kindern durch die Erfassung unterschiedlicher, dem jeweiligen Entwicklungsalter angepasster Verarbeitungskomponenten. Bei einigen Subtests sind Zeitmessungen und qualitative Leistungsbeurteilungen vorgesehen. Neben einer Vollversion liegt auch eine zeitlich weniger aufwändige Kernbatterie vor. Normen wurden in Halbjahres-Klassenstufen unterteilt und stehen ab dem Kindergartenalter bis zum ersten Halbjahr der dritten Klasse zur Verfügung. Als Individualtest eignet er sich vor allem für eine frühzeitige Diagnostik von Rechenstörungen. Zusätzlich können anhand differenzierter Leistungsprofile wichtige Informationen für die Interventionsplanung gewonnen werden. Das Verfahren differenziert gut im mittleren und unteren Leistungsbereich.

TEDI-MATH

3.5   Therapie der Rechenstörung

Festzustellen ist, dass bisher wenig standardisierte und im Hinblick auf ihre Wirksamkeit evaluierte Therapieprogramme vorliegen. Dies ergibt sich daraus, dass für unterschiedliche Ausprägungsformen von Rechenproblemen ein flexibles und individualisiertes Vorgehen erforderlich ist.

Ingesamt geben Untersuchungen zur Wirksamkeit von Therapiemaßnahmen Hinweise auf einen hohen Nutzen direktiver Verfahren. Baker und Kollegen (2002) überprüften in einer Metaanalyse über insgesamt 18 Studien die Wirksamkeit verschiedener Interventionsmethoden bei 7- bis 16-jährigen Schülern. Direkte Instruktion, direktes Feedback und tutorielles Lernen zeigen sich als die effektivsten Methoden, nicht-direktive Verfahren erweisen sich als wirkungslos. Weiterhin ist davon auszugehen, dass Einzelförderung sich insgesamt als effektiver erweist als Gruppenförderung. Dies ist dadurch zu erklären, dass im Rahmen von Einzelförderung die Inhalte an das individuelle Leistungsniveau des jeweiligen Kindes angepasst werden können (Swanson & Hoskyn, 1998).

Wirksamkeit direktiver Verfahren

Einzelförderung statt Gruppen-förderung

Interventionsmaßnahmen sollten darüber hinaus möglichst früh einsetzen, um positive Effekte auf die spätere mathematische Entwicklung zu ermöglichen. Durch frühzeitige Förderung können dem Kind negative Lernerfahrungen erspart werden und vor allem der Entwicklung von Rechenangst kann durch einen spielerischen Einstieg in die Welt der Mathematik präventiv entgegengewirkt werden. Es zeigt sich außerdem, dass die Teilbereiche der Vorläuferfertigkeiten und der Grundrechenarten sich durch Fördermaßnahmen am deutlichsten positiv beeinflussen lassen.

In Bezug auf die Dauer der Interventionen zeigen kürzere Fördermaßnahmen über einen längeren Zeitraum positivere Effekte als länger dauernde Interventionen, die häufiger allgemeiner konzipiert und breiter gefächert sind.

Analyse von Stärken und Schwächen als Grundlage der Therapieplanung

Aufgrund der unterschiedlichen Ausprägungsformen von Rechenstörungen müssen Therapiemaßnahmen auf einer genauen Analyse der Stärken und Schwächen des Kindes basieren. Neben der Erfassung numerisch-rechnerischer Kompetenzen gilt es vor allem, auch neuropsychologische Basisfunktionen zu überprüfen und diese entsprechend bei der Umsetzung der Fördermaßnahmen zu berücksichtigen. Darüber hinaus zeigen sich bei rechenschwachen Kindern sehr häufig systematische Fehler, die es ermöglichen, zugrunde liegende Strategien zu erkennen. Das Auffinden dieser Strategien muss den Ausgangspunkt jeder Förderplanung darstellen, wobei sich die *Methode des Lauten Denkens* hier als hilfreich erweisen kann.

Integration von prozeduralem und konzeptuellem Wissen

Ausgehend von einer spezifischen Förderung numerischer Basisfertigkeiten kommt der Integration von prozeduralem und konzeptuellem Wissen als notwendige Voraussetzung für ein flexibles und erfolgreiches Einsetzen von numerischem und rechnerischem Wissen eine große Bedeutung zu (Baroody, 2003). Viele systematische Rechenfehler beruhen auf einem mangelnden Verständnis für mathematische Prozeduren. Es sollte den Kindern deshalb geholfen werden, die Prozeduren als Operationen mit Mengen und Numerositäten zu sehen und nicht als rein abstrakte Regeln für den Umgang mit Symbolen (Butterworth, 1999).

Im Rahmen der Förderung soll die Möglichkeit gegeben werden, eigene mathematische Strategien zu entwickeln und anzuwenden. Ergänzend zu diesem erarbeiteten beziehungsweise bereits vorhandenen arithmetischen Verständnis kommt der Automatisierung von Faktenwissen im Rahmen von Förderprogrammen eine bedeutende Rolle zu, um einer Überlastung des Arbeitsgedächtnisses, verursacht durch mangelndes Faktenwissen, entgegenzuwirken.

Gersten und Chard (1999) betonen im Bereich der Förderung die Bedeutung der Verinnerlichung des Zahlensinns, also des vermutlich angeborenen Wissens über Zahlen, das für numerische Operationen notwendig ist. Der

Lernprozess soll durch geeignete Anschauungsmittel erleichtert werden. Unter Zuhilfenahme geeigneter Veranschaulichungsmittel gilt es, den Aufbau abstrakter Zahlenraum- oder Zahlenstrahlvorstellungen anzubahnen und angemessene mentale Repräsentationsmuster zu entwickeln (Heine, Thaler, et al., 2010). In den Niederlanden hat sich beispielsweise die Verwendung des Zahlenstrahls bewährt (Beishuizen, 1993). Insgesamt sollte allerdings berücksichtigt werden, dass gerade rechenschwache Kinder durch den Einsatz zu unterschiedlicher Materialien vor allem zu Beginn der Förderung leicht verunsichert werden können. Es gilt, vor allem am Anfang der Intervention einheitliche Materialien anzuwenden. Eine enge Kooperation zwischen Lehrpersonen, Eltern und eventuell der Förderstelle wirkt sich positiv auf Lerneffekte aus.

Einsatz von Anschauungsmaterial

Eine Voraussetzung für erfolgreiche Fördermaßnahmen stellt auch das Festsetzen von realistischen Teilzielen dar. Vor allem bei ausgeprägten Fällen von Rechenstörungen mit eventuell zusätzlich auftretenden belastenden Faktoren wie Aufmerksamkeitsstörungen, Gedächtnisdefiziten oder anderen Entwicklungsstörungen, gilt es klarzustellen, dass Übungsfortschritte vor allem anfangs in eher geringem Ausmaß zu erwarten sind. Verhaltenstherapeutische Komponenten, wie zum Beispiel Verstärkerpläne, können Lerneffekte positiv beeinflussen.

Festsetzung von Teilzielen

Zur Entlastung der Situation sollte – analog zu den Legasthenie-Erlassen der Bundesländer – ein Nachteilsausgleich den Bereich Rechnen betreffend angedacht werden.

Eine begleitende psychotherapeutische, verhaltenstherapeutische oder medikamentöse Behandlung leitet sich aus dem Schweregrad begleitender Symptome wie Angst, depressive Verstimmung oder hyperkinetische und Aufmerksamkeitsstörungen ab.

In Bezug auf Rechenangst konnte beispielsweise nachgewiesen werden, dass psychologische Interventionen zu einer signifikanten Verbesserung mathematischer Fertigkeiten führten (Faust, Ashcraft & Fleck, 1996). Methoden wie das kognitive Modellieren beziehungsweise das Selbstinstruktionstraining sollen vor allem impulsive Kinder dabei unterstützen, sich aufgabenadäquate Arbeitstechniken anzueignen (Lauth & Schlottke, 1993). Kinder werden veranlasst, ihr Problemlösungsverhalten stärker sprachlich zu steuern, bis das Stadium eines automatisierten und zielführenden Lösungsverhaltens erreicht ist.

Psychologische Intervention und Rechenangst

Naglieri und Johnson (2000) überprüften in mehreren Studien die Wirksamkeit eines auf der kognitiven Verhaltenstherapie aufbauenden Förderprogramms in der Schule. Sie gehen davon aus, dass bei zahlreichen Formen der Rechenstörung Schwächen im Bereich der Aufgabenplanung, Steuerung, Selbstinstruktion und Selbstreflexion vorliegen. Neben einer Vorgabe von Instruktionen zur Verbesserung der Lernstrategien durch die Lehrperson standen geleitete Gruppensitzungen, bei denen Strategien der Kinder diskutiert wurden, im Mittelpunkt. Insgesamt zeigte sich vor allem bei Kindern, die Schwierigkeiten bei der Aufgabenplanung und -steuerung aufwiesen, eine Verbesserung der Rechenleistung. Es wird deutlich, dass störungsspezifische und übergreifende Intervention Teil jedes umfassenden Therapieplans sein müssen.

Im Folgenden werden exemplarisch einige der bisher vorliegenden numerisch-mathematischen Förderprogramme dargestellt.

3.5.1 Förderprogramme (Schwerpunkt: Grundschule)

Bisher vorliegende Konzepte und Evaluierungsstudien zu mathematischen Förderprogrammen basieren vor allem auf Ergebnissen aus dem anglo-amerikanischen Sprachraum. Die angewendeten Programme beruhen überwiegend auf ganzheitlichen Konzepten, die bereits mit Frühförderung im Vorschulalter beginnen und sich dann über die Schuleingangsphase hinaus in höhere Klassen erstrecken.

Diese vorliegenden anglo-US-amerikanischen Interventionsstudien (Dowker, 2001; Wright, Martland & Stafford, 2000; Wright, Martland, Stafford & Stanger, 2002) deuten darauf hin, dass Fördermaßnahmen dann Effekte zeigen, wenn sie nicht nur rechnerische Fertigkeiten, sondern auch das numerische Basiswissen sowie das konzeptuelle Wissen fördern.

Number Worlds Griffin und Kollegen (1994) entwickelten mit *Number Worlds* ein Programm, das zum Aufbau konzeptueller Strukturen vom Kindergarten bis zur zweiten Klasse eingesetzt werden kann. Das Programm setzt sich hauptsächlich aus Brettspielen für kleine Gruppen zusammen und ermöglicht handelndes und forschendes Lernen. Es werden den Kindern unterschiedliche Möglichkeiten geboten, Zeit, Temperatur und Raum zu erfahren. Ein wichtiger Bestandteil dieses Programms ist ein Test, der es Lehrern ermöglicht, den Leistungsstand der Schüler in Bezug auf das Zahlenwissen zu ermitteln. In einer Langzeitstudie konnte nachgewiesen werden, dass Risikokinder im Kindergartenalter ihre Leistungen bis zur zweiten Schulstufe signifikant verbesserten.

Mathematics Recovery Program Das von Wright und Kollegen (2000; 2002) entwickelte *Mathematics Recovery Program* wird in England, Australien und Amerika für Kinder von 4 bis 9 Jahren angewandt. Es liegen zahlreiche Evaluierungsstudien vor. Der Schwerpunkt des Programms liegt in der Verknüpfung von konkretem und abstraktem mathematischen Denken, die Entwicklung von Zählstrategien ist ebenfalls ein Hauptziel. Das Programm orientiert sich an einem Stufenmodell des frühen numerischen und arithmetischen Lernens und stellt für jede Entwicklungsstufe spezifische Übungen zur Verfügung. Die Ergeb-

72

nisse der Evaluierungsstudie zeigen signifikante Verbesserungen in den fokussierten Lernbereichen.

Dowker (2001) führte eine Langzeitstudie zu Interventionsmaßnahmen bei 6- bis 7-jährigen Kindern mit Rechenstörung durch. Bei Kindern, die durch das spezifische *Numeracy Recovery-Programm* gefördert wurden, zeigten sich signifikante Leistungszuwächse.

Eine modifizierte deutschsprachige Version des *Numeracy Recovery-Programms* wurde von Kaufmann und Kollegen (2003) im Rahmen einer Evaluierungsstudie bei Kindern mit Rechenstörung der dritten Schulstufe angewendet. Die einzelnen geförderten Teilbereiche sind Tabelle 23 zu entnehmen. Die Kinder werden mit allen Übungen der Module konfrontiert, allerdings werden Intensität und zeitlicher Aufwand einzelner Module an den aktuellen individuellen Leistungs- und Motivationsstand des Kindes angepasst. Jedes Modul beinhaltet den Übergang von konkreten zu abstrakten Darstellungsformen, es wird einfaches Übungs- und Darstellungsmaterial eingesetzt, wie beispielsweise Knöpfe, Bohnen, Zehnerstreifen etc.

Die deutschsprachige Version des *Numeracy Recovery-Programms*

Tabelle 23:
Module des Förderprogramms nach Kaufmann et al. (2003)

Module Förderprogramm (nach Kaufmann, Handl & Thöny, 2003)	
Konzeptuelles Wissen (modulübergreifender Schwerpunkt)	Zählen, Zählprinzipien
	Verständnis und Anwendung arithmetischer Symbole, Transkodieren
	Automatisierung der Partnerzahlen (z. B. 1+9, 2+8, 3+7, 4+6, 5+5)
	Speicherung der Additionsfakten, Zahlzerlegungen, Platzhalterrechnungen, Komplexe Zählsequenzen
	Speicherung der Subtraktionsfakten, Umkehraufgaben
	Aufbau und Etablierung des dekadischen Positionssystems, Transkodieren mehrstelliger Zahlen, Zehnerüber- und unterschreitung, komplexe mehrstellige Rechnungen
	Speicherung der Multiplikationsfakten
	Prozedurales Wissen für Divisionen, Umkehraufgaben

Schwerpunkte des Programms stellen neben numerischem Basiswissen vor allem der Bereich des konzeptuellen Wissens und motivationsfördernde Aspekte dar. Neben der Einübung neuer Inhalte steht das Automatisieren bereits erlernter Fertigkeiten im Mittelpunkt. Es bestätigte sich der positive Effekt des Förderprogramms vor allem in den Bereichen des numerischen Basiswissens und des konzeptuellen Wissens, aber auch in den Bereichen des prozeduralen und Faktenwissens. Es zeigte sich ein Lerntransfer auch auf nicht explizit gelernte Inhalte. Insgesamt entwickelten die Kinder eine positivere Einstellung im Umgang mit Zahlen.

3.5.2 Computergestützte Förderprogramme

Obwohl aktuell zahlreiche computergestützte Rechenförderprogramme zur Verfügung stehen, liegen bisher kaum empirische Studien zur Überprüfung der Effektivität vor. Wilson und Kollegen (2006) führten eine Evaluierungsstudie zu dem von ihnen entwickelten Programm *Number Race* durch. Das Programm mit den Schwerpunkten Automatisierung des basisnumerischen Wissens und Aufbau von Faktenwissen orientiert sich am Triple-Code-Modell von Dehaene (1995). Durch spielerische Formen des Umgangs mit Mengen und Zahlen soll das Kind zu zunehmender Automatisierung gelangen, unterschiedliche Zahlenformate verknüpfen und eine Vorstellung eines mentalen Zahlenstrahls entwickeln. In der Evaluationsstudie werden signifikant bessere rechnerische Leistungen nach dem Training nachgewiesen, allerdings fehlt der Vergleich mit einer Kontrollgruppe.

Insgesamt tragen computergestützte Förderprogramme häufig zur Motivation der Kinder bei. Vor allem für wiederholendes Üben, wie etwa zur Förderung einer Automatisierung des Faktenwissens, können solche Programme in einer Therapie sinnvoll ergänzend eingesetzt werden. Viele der Programme passen sich adaptiv an den individuellen Leistungsstand des Kindes an. Allerdings besteht ein großes Defizit solcher Programme darin, dass konzeptuelles Wissen nicht ausreichend vermittelt werden kann. An den Rechenprozess anschließendes Diskutieren individuell angewendeter Lösungsstrategien bzw. das gemeinsame Erarbeiten und Auffinden alternativer Lösungswege kann nicht ausreichend gewährleistet werden.

3.5.3 Frühförderung mathematischer Vorläufer-kompetenzen

Aktuell wird die Frage diskutiert, inwieweit sich basis-numerisches Wissen bereits im Vorschulalter erfolgreich fördern lässt, beziehungsweise in welchem Ausmaß ausgeprägte Rechenstörungen durch frühzeitige Förderung verhindert werden können. Erste aktuelle Studien ergeben deutliche Hinweise auf positive Effekte (Kroesbergen & van Luit, 2003), es herrscht allerdings großer Mangel an empirischen Belegen für die Wirksamkeit von Fördermaßnahmen in Bezug auf frühe mathematische Kompetenzen. Im Mittelpunkt der frühen Förderung stehen vorschulische mathematische Konzepte, die nicht dazu dienen sollen, Inhalte des Schullehrplans in den Kindergarten vorzuverlegen. Es soll vielmehr durch spielerische Angebote der natürlichen Neigung von Kindern zur quantitativen Erfassung ihrer Umgebung in Form von Mengen und Zahlen entgegengekommen werden. Beispielsweise werden in niederländischen Kindergärten Kinder in mathematischen Alltagssituationen zur aktiven Problemlösung angeleitet. Die Programme sollen vor allem der Förderung von Kindern dienen, die im

Vergleich zu ihren Altersgenossen Defizite im Bereich der Zahlbegriffsentwicklung aufweisen (van Luit & van de Rijt, 1995).

In den letzten Jahren wurden auch im deutschsprachigen Raum Konzepte und Ansätze zur vorschulischen Förderung von Vorläuferfertigkeiten entwickelt (Friedrich & de Galgóczy, 2004; Merdian, 2005), es liegen bisher jedoch nur wenige Belege für langfristige positive Auswirkungen vor. Krajewski und Kollegen (2008) zeigen, dass Förderkonzepte, die systematisch die Mengen-Zahlen-Kompetenzen von Kindern aufbauen und durch den Einsatz abstrakt-symbolischer Veranschaulichungsmittel das Verständnis der abstrakten Zahlenstruktur fördern, einen günstigeren Einfluss auf die mathematische Schulleistung zeigen, als ganzheitlich orientierte Förderkonzepte, die Zahlen überwiegend nicht in numerischen Bezügen gebrauchen.

Das Programm *Mengen, zählen, Zahlen* (MZZ, Krajewski, Nieding & Schneider, 2007) konzentriert sich auf frühe Fördermaßnahmen, die am natürlichen Erwerb mathematischer Kompetenzen anknüpfen, und stellt den Aufbau von Mengen-Zahlen-Kompetenzen in den Mittelpunkt. Dazu orientiert sich das Programm an dem auf der Theorie von Resnick (1989) basierenden und von Krajewski weiterentwickelten Modell, das versucht, die Entwicklung früher mathematischer Kompetenzen systematisch abzubilden, und das zwischen numerischen Basisfertigkeiten (Ebene I), dem Anzahlkonzept (Ebene II) und dem Verständnis für Anzahlrelationen (Ebene III) unterscheidet. Die Ergebnisse einer Pilotstudie zur Erprobung der Förderung mit dem Programm zeigten einen günstigeren Einfluss auf die mathematischen Vorläuferfertigkeiten als mit einem ganzheitlich orientierten Förderkonzept, allerdings konnten anhaltende Leistungsvorteile und Transfereffekte auf spätere schulische Mathematikleistungen nicht nachgewiesen werden. Zusammengefasst belegen die Ergebnisse der Studie, dass frühe mathematische Kompetenzen von Vorschulkindern erfolgreich trainierbar sind, allerdings müssen die Ergebnisse aufgrund methodischer Mängel als vorläufig angesehen werden und erfordern weitere systematische Untersuchungen.

Mengen, zählen, Zahlen

Das ebenfalls im Rahmen der Studie von Krajewski (2008) überprüfte ganzheitliche Förderkonzept *Komm mit ins Zahlenland* (Friedrich & de Galgóczy, 2004) stellt die Anbahnung arithmetischer und geometrischer Fähigkeiten und Fertigkeiten durch eine Einbettung von Zahlen in einen märchenhaften Kontext in den Vordergrund. Zahlen werden in personalisierter Weise eingeführt. Ein vorliegender Evaluationsbericht der Autoren (Friedrich & Munz, 2006) weist auf positive Lerneffekte hin, allerdings werden bezüglich der Stärke der Effekte keine konkreten Zahlen angegeben. Da das Zahlenlandkonzept ein ganzheitliches Förderprogramm darstellt, wurden auch Verbesserungen im Bereich der verbalen Fähigkeiten erzielt. Bezüglich des Programms wird allgemein die Tatsache kritisch diskutiert, dass vor allem für Kinder mit mathematischen Defiziten der Wechsel von personalisierten zu abstrakten Zahlenrepräsentationen problematisch sein kann.

Komm mit ins Zahlenland

Vorliegende Ergebnisse einer Studie von Kaufmann und Kollegen (2005) zeigen, dass bereits Kindergartenkinder durch eine spielerische Förderung des basisnumerischen Wissens deutliche Lernzuwächse im numerischen Bereich zeigen. Das in der Studie eingesetzte neuropsychologisch orientierte Programm (modifizierte deutschsprachige Version des Numeracy Recovery-Programms, Dowker, 2001) wurde im letzten Kindergartenjahr durch Kindergartenpädagogen mit Kleingruppen durchgeführt. Im Rahmen spielerischer Förderung erarbeiteten Kinder Rechenaufgaben gemeinsam, diskutierten Ergebnisse und entdeckten selbständig Zusammenhänge. Nach einem halben Jahr spezifisch numerischer Förderung zeigten sich im Vergleich zu einer Kontrollgruppe signifikante Lernzuwächse vor allem die Bereiche Zählen und Kopfrechnen betreffend, obwohl letzteres nicht explizit trainiert wurde. Die Autorinnen erklären diese Zuwächse dadurch, dass durch die Methode des aktiven Problemlösens eine gute Verbindung von prozeduralem und konzeptuellem Wissen erworben wurde und zu großer Flexibilität in der Anwendung numerischer Beziehungen führte.

Die deutschsprachige Version des Numeracy Recovery-Programms

3.5.4   Förderung von Basisfunktionen

Obwohl Teilleistungsstörungen im Rechnen sich nur bedingt durch Reifungsdefizite neurokognitiver Basisfunktionen erklären lassen, gehen häufig verordnete Therapiemaßnahmen, die größtenteils nicht evaluiert sind, von einem Kausalzusammenhang aus, indem sie auf die Entwicklung solcher basalen Funktionen abzielen. Rourke und Conway (1997) sind beispielsweise der Meinung, dass Fördermaßnahmen an zugrunde liegenden neuropsychologischen Defiziten ansetzen müssen.

Trainingsmaßnahmen, die sich nur auf die Verbesserung der Psychomotorik, der Wahrnehmung oder der Sprache beziehen, können für sich allein allerdings keine Verbesserung numerischer Kompetenzen bewirken. Die Wirkungen dieser Maßnahmen beschränken sich häufig auf die unmittelbar geübten, meist nichtschulischen Fertigkeitsbereiche.

Ergänzende Übungen zur Verbesserung einzelner Funktionsbereiche wie visuell-räumliche Orientierung oder Graphomotorik können sich nur dann als sinnvolle und effiziente Ergänzung einer Rechenförderung erweisen, wenn sie mit inhaltsspezifischen numerischen Inhalten verknüpft werden.

3.5.5   Didaktische Konzepte

Zunehmend diskutiert wird die spezifische Eignung verschiedener mathematikdidaktischer Vorgehensweisen in Bezug auf Schulerfolg und die Förderung des mathematischen Verständnisses.

76

Geary (1994) geht davon aus, dass die weit verbreitete Form der Rechenstörung nur in wenigen Fällen auf neurokognitiven Defiziten gründet und Reusser (2000) legte konkrete empirische Hinweise dafür vor, dass Mathematikprobleme sehr häufig auf eine schlechte Lernumgebung und unzureichende Lehrpraktiken zurückzuführen sind. Er zeigte auch, dass Lernschwächen, die auf einer neuropsychologischen Störung beruhen, durch Umwelteinflüsse stark negativ oder positiv beeinflussbar sind. Dies wird auch durch eine Studie von Swanson und Hoskyn (1998) bestätigt, die die Effektivität von adäquaten Lehr- und Instruktionsmethoden auch bei Kindern mit Rechenstörung untersucht.

Schwache Mathematikleistung als Folge unzureichender Lernumgebungen

Obwohl von biologisch begründeten mathematischen Basisfähigkeiten ausgegangen werden kann, muss berücksichtigt werden, dass komplexere Fähigkeiten erst durch schulischen Unterricht angeeignet werden. Inadäquate Unterrichtsmethoden wie zum Beispiel fehlendes oder zu vielfältiges Anschauungsmaterial oder Drillrechnen statt operativem Üben können zu mathematischen Schwierigkeiten wesentlich beitragen. In vielen Klassen mit großer Schüleranzahl erhalten Kinder keine Förderung, die an die spezifischen Stärken und Schwächen anknüpft. Der angebotene Unterricht ist auf einen durchschnittlich begabten Schüler ausgerichtet und findet häufig keinen Raum für die Auseinandersetzung mit auftretenden individuellen Problemen.

4   Komorbide Störungen

Die Abklärung möglicher komorbider Störungen ist für eine umfassende Diagnostik, aber vor allem für die Auswahl der passenden Fördermaßnahme immanent wichtig. Ein Überblick über die jeweilig passenden testdiagnostischen Instrumente findet sich in Anhang B.

4.1   Lese-Rechtschreibstörung und Rechenstörung

Obwohl Schätzungen der Koinzidenz von kombinierten Störungen des Schriftspracherwerbs und der numerischen Verarbeitung stark schwanken, legen Studien nahe, dass Komorbidität von Lese-Rechtschreib- und Rechenstörungen keinesfalls ein Randphänomen ist (Badian, 1999). Etwa die Hälfte der von der jeweiligen Einzelstörung betroffenen Kinder ist in Bezug auf *beide* Bereiche beeinträchtigt.

Hoher Anteil komorbider Beeinträchtigungen des Lesens, Rechtschreibens und Rechnens

Gegenwärtig lassen sich mehrere plausible Erklärungsansätze für das gehäufte Zusammenfallen beider Lernstörungen unterscheiden. Zum einen

Zwei unabhängige Kerndefizite gehen Forscher wie beispielsweise Landerl und Kollegen (2009) davon aus, dass beide Störungen jeweils auf *Kerndefizite* im Bereich phonologischer Verarbeitung im einen und basaler numerischer Verarbeitung im anderen Fall zurückzuführen sind, und dass bei Vorliegen komorbider Störungen beide Kernsysteme gleichzeitig und unabhängig voneinander beeinträchtigt sind.

Langzeitgedächtnisdefizite als Basis Alternativ zu solchen domänenspezifischen Komorbiditätsmodellen schlagen Geary und Hoard (2001) vor, dass generelle Beeinträchtigungen beim Abruf von Informationen aus dem *Langzeitgedächtnis* die gemeinsame Ursache von komorbiden Lese-Rechtschreib- und Rechendefiziten sind. Diese Langzeitgedächtnisdefizite führen einerseits zu Störungen der Speicherung und des Zugriffs auf orthographische Information, und andererseits zu Beeinträchtigungen im Bereich des Aufbaus mathematischen Faktenwissens.

Symbolverarbeitungsdefizite als Basis Ein dritter, in erster Linie durch aktuelle neurokognitive Befunde motivierter Ansatz, konzentriert sich auf die Rolle des linken Gyrus Angularis bei der Integration verschiedener Informationstypen. Ansari (2008) weist beispielsweise darauf hin, dass sowohl beim Schriftspracherwerb, als auch bei der Entwicklung mathematischer Kompetenzen *symbolverarbeitende Prozesse* von zentraler Bedeutung sind. Während für das Lesen und Schreiben die Zuordnungen von Sprachlauten zu Schriftzeichen gelernt werden müssen, ist bei der Zahlenverarbeitung der Aufbau von Verknüpfungen zwischen numerischer Größe und den entsprechenden Ziffern entscheidend.

Arbeitsgedächtnisdefizite Schließlich belegen mehrere Studien, dass beim Vorliegen komorbider Lese-Rechtschreib- und Rechenstörungen Defizite im Bereich des Arbeitsgedächtnisses deutlich ausgeprägter sind als bei isolierten Beeinträchtigungen des Schriftspracherwerbs oder der Zahlenverarbeitung (van der Sluis, van der Leij & de Jong, 2005). Ob diese Defizite allerdings tatsächlich als Ursache für das Vorliegen komorbider Störungen angenommen werden können, oder ob sie nicht viel eher beispielsweise auf ein primäres Defizit symbolverarbeitender Prozesse zurückführbar sind, lässt sich gegenwärtig nicht beantworten.

Es lässt sich zusammenfassend feststellen, dass die Forschung zur Koinzidenz von Lese-Rechtschreib- und Rechenstörungen noch zu wenig fortgeschritten ist, um sich für das eine oder andere Modell zu entscheiden. Da anzunehmen ist, dass beide Störungen in unterschiedliche Subtypen aufzuteilen sind, ist durchaus denkbar, dass die verschiedenen Erklärungsansätze jeweils nur einen Ausschnitt des Phänomens erfassen.

Bedeutung bereichsspezifischer und -übergreifender diagnostischer Abklärung Für die Praxis bedeutet die hohe Komorbiditätsrate zweierlei: Zum einen muss die diagnostische Abklärung einer Lernstörung neben der Erhebung domänenspezifischer zwingend auch domänenunspezifische Kompetenzen – also sprachliche Funktionen bei vermuteter Rechenstörung beziehungs-

78

weise numerische Fertigkeiten bei vermuteter Lese-Rechtschreibstörung – sowie domänenübergreifende Fähigkeiten wie Kurz- und Langzeitgedächtnisfunktionen erfassen.

Zum anderen sind therapeutische Maßnahmen dem spezifischen Ausprägungsmuster einer vorliegenden Lernstörung anzupassen. Nur die jeweiligen Stärken und Schwächen der Klienten berücksichtigende beziehungsweise – um Wilson und Dehaene (Wilson & Dehaene, 2007) zu zitieren – *maßgeschneiderte* Förderansätze werden langfristig zu positiven Veränderungen führen. So ist, wenn das komorbide Vorliegen von Lese-Rechtschreib- und Rechenstörung diagnostiziert wurde, das eingesetzte Fördermaterial beispielsweise so zu gestalten, dass es den vorliegenden Defiziten in beiden Verarbeitungsdomänen Rechnung trägt.

Angepasste Förderansätze

4.2 ADHS und Lese-Rechtschreib- beziehungsweise Rechenstörung

Die Aufmerksamkeits-/Hyperaktivitätsstörung (ADHS) ist eine Störung, die vor allem durch erhöhte Ablenkbarkeit, Unaufmerksamkeit und motorische Unruhe charakterisiert ist.

Epidemiologische Studien zeigen, dass es eine hohe gemeinsame Auftretenswahrscheinlichkeit von *ADHS und Lese-Rechtschreibstörungen* gibt. In einem Übersichtsartikel berichten Vellutino und Kollegen (2004) Komorbiditätsraten zwischen 30 und 70 Prozent. Nach der *Hypothese der gemeinsamen Ätiologie* wird angenommen, dass die Komorbidität beider Störungen auf gemeinsame ätiologische Faktoren zurückzuführen ist, die die Wahrscheinlichkeit des gemeinsamen Auftretens beider Störungen erhöhen (Willcutt, et al., 2003). Befunde, die zeigen, dass Kinder mit komorbiden Störungen keine spezifischen Auffälligkeiten aufweisen und nicht stärker beeinträchtigt sind als Kinder mit einem einzelnen Defizit, unterstützen diese Annahme (Willcutt, Pennington, Olson, Chhabildas & Hulslander, 2005). Willcutt und Kollegen schließen aus ihren Ergebnissen, dass die Verarbeitungsgeschwindigkeit ein guter Indikator für einen möglichen gemeinsamen genetischen Ursprung der beiden Störungen sein könnte.

Komorbiditätsrate zwischen 30 und 70 Prozent

Trotz gemeinsamer Ursachen zeigen behaviorale Studien ein unterschiedliches Leseverhalten bei Kindern mit singulärem Lesedefizit und Kindern mit komorbiden Aufmerksamkeitsdefiziten. Die Lesesicherheit von Kindern mit einer Lese-Rechtschreibstörung hängt dabei mit phonologisch-linguistischen Funktionen zusammen, während sie bei Kindern mit ADHS mit exekutiven Funktionen korreliert (Bental & Tirosh, 2007). Eine weitere Untersuchung belegt, dass Kinder mit komorbider ADHS/Lese-Rechtschreibstörung deutlich mehr Lesefehler machen als Kinder mit einem singulären Lesedefizit, die vor allem hinsichtlich der Lesegeschwindigkeit

Leseverhalten bei Kindern mit komorbiden Aufmerksamkeitsdefiziten auffällig waren (Thaler, et al., 2009). Weiterhin scheinen Kinder mit komorbiden Störungen Schwierigkeiten zu haben, ihre Blickbewegungen ihrem Leseverhalten anzupassen. Dadurch treten für das Deutsche untypische Probleme im Bereich der Lesesicherheit auf.

ADHS und Rechenstörungen

Wie in Abschnitt 3.3.2.1 beschrieben, zeigt ein nicht unerheblicher Teil der Kinder mit *Rechenstörungen* exekutive und Aufmerksamkeitsdefizite. In Hinblick auf genetische Grundlagen ist anzunehmen, dass ADHS und Rechenstörung ätiologisch distinkt sind (Monuteaux, Faraone, Herzig, Navsaria & Biederman, 2005). Zum gegenwärtigen Zeitpunkt liegen nur wenige Untersuchungen zu den neurokognitiven Grundlagen komorbider Rechen- und Aufmerksamkeitsstörungen vor.

Es wird angenommen, dass Defizite im Bereich exekutiver Funktionen ursächlich mit der Rechenstörung zusammenhängen können. Für ADHS wird ebenfalls eine kausale Rolle beeinträchtigter exekutiver Funktionen diskutiert (Kain, Landerl & Kaufmann, 2008). Zentall und Kollegen (1994) konnten in einer korrelativen Studie zeigen, dass vor allem das hyperaktive Störungsbild mit schlechteren mathematischen Leistungen zusammenhängt. Insgesamt ist es schwierig, komorbide Rechenstörungen von einer durch ADHS verursachten sekundären Rechenstörung zu trennen. In jedem Fall ist eine genaue diagnostische Abklärung ebenso wie eine auf das jeweilige Kind individuell abgestimmte Therapie mit fortlaufender Evaluation der Symptome indiziert.

4.3 Lese-Rechtschreibstörung und Sprachentwicklungsstörungen

Eine Angabe der Komorbiditätsrate von Sprachentwicklungsstörungen mit Lese-Rechtschreibstörungen ist schwierig, da letztere erst mit Beginn des Schriftspracherwerbs erkennbar sind, während die Entwicklungsstörungen des Sprechens und der Sprache meist im Vorschulalter diagnostiziert werden und bis zu Beginn des Schriftspracherwerbs häufig bereits behoben sind (Pennington & Bishop, 2009).

Die Komorbiditätsrate von Entwicklungsstörungen des Sprechens und der Sprache ist bei 3,9 bis 6,0 Prozent anzusiedeln. Die Komorbidität von LRS und Sprachentwicklungsstörungen bleibt über die Jahre substantiell, während die Komorbidität von LRS und Artikulationsstörungen vernachlässigbar ist (Pennington & Bishop, 2009).

Es zeigt sich, dass Kinder mit Lese-Rechtschreibstörung eher unter rezeptiven als unter expressiven Sprachstörungen leiden (Stojanovik & Riddell, 2008). Genetische Studien legen nahe, dass LRS und Sprachentwicklungsstörungen eine moderate gemeinsame Heredität aufweisen (Fisher & Francks, 2006). Als zentraler neurokognitiver Faktor bei der Entstehung der drei

Störungen wird ein phonologisches Defizit angenommen (vgl. Abschnitt 2.3.1). Es wird jedoch davon ausgegangen, dass bei der Entwicklung der jeweiligen spezifischen Störung zusätzliche neurokognitive Faktoren eine Rolle spielen. So wird beispielsweise angenommen, dass Kinder mit einer Lese-Rechtschreibstörung zusätzlich ein Defizit im schnellen Benennen (vgl. Abschnitt 2.3.2) aufweisen, während Kinder mit einer Sprachstörung Auffälligkeiten in anderen sprachlichen Bereichen wie zum Beispiel der Syntax zeigen. Diese überlappenden Auffälligkeiten gepaart mit distinkten Defiziten verdeutlichen auch für die Praxis die Notwendigkeit einer breiten, theoriegeleiteten Abklärung möglicher Defizite. Nur dadurch ist gewährleistet, dass ein Kind entsprechend seiner individuellen Schwierigkeiten gefördert wird.

Das phonologische Defizit als gemeinsame Verursachungskomponente

4.4 Visuell-räumliche Wahrnehmungsstörungen und Lese-Rechtschreib- beziehungsweise Rechenstörung

Bei Kindern mit spezifischen Lernstörungen lassen sich häufig zusätzlich Defizite im Bereich der räumlichen Wahrnehmung beobachten. Aus neuropsychologischer Sicht kann laut Kerkhoff und Marquardt (1993) zwischen visuell-räumlicher Wahrnehmung und räumlich-konstruktiven Leistungen unterschieden werden. Visuell-räumliche Wahrnehmungsprozesse sind vor allem bei visuellen Vergleichen oder Analysen räumlicher Muster gefordert. Defizite zeigen sich im klinischen Alltag beispielsweise beim Lesen von räumlich angeordneten Informationen wie Skalen, schriftlichen Rechenverfahren und in schweren Fällen auch beim Lesen von Texten. Im Unterschied dazu wird räumlich-konstruktiven Wahrnehmungsleistungen auch ein expressiver Anteil beispielsweise beim Schreiben zugeordnet. Kinder mit Beeinträchtigungen in diesem Bereich zeigen Schwierigkeiten, beim Schreiben und Lesen die Zeile einzuhalten, es kommt zu Vertauschungen ähnlicher Buchstaben, oder das Abzeichnen und Erfassen dreidimensionaler Darstellungen fällt schwer.

Visuell-räumliche Wahrnehmung und räumlich-konstruktive Prozesse

Den Zusammenhang zwischen neuropsychologischen Basisfunktionen räumlicher Wahrnehmung und bestimmten schulspezifischen Entwicklungsstörungen versucht man im anglo-US-amerikanischen Raum im Rahmen des *Syndroms der Nonverbal Learning Disabilities* zu erfassen (Rourke, 1989). Die Entstehung schulspezifischer Leistungsstörungen, wie zum Beispiel der visuell bedingten Dyslexie oder der auf räumlich-konstruktiven Defiziten beruhenden Form der Rechenstörung, wird auf zugrunde liegende neuropsychologische Funktionsstörungen zurückgeführt. Syndromatische Konzepte dieser Art weisen jedoch eine mangelnde Spezifizität auf, da Defizite auf Ebene von Basisfunktionen Teilleistungsstörungen nicht ausreichend erklären können. Diverse Studien haben gezeigt, dass beispiels-

Syndrom der Nonverbal Learning Disabilities

81

weise Kinder mit Rechenstörungen oft keine Probleme im Bereich nonverbaler Verarbeitungsleistungen haben, und dass umgekehrt auch nicht davon ausgegangen werden kann, dass visuell-räumliche Probleme zur Entwicklung einer Lernstörung führen (von Aster, 1994).

Allerdings geht beispielsweise Geary (1993) davon aus, dass neben einem prozeduralen und einem verbal-semantischen Subtyp der Rechenstörung auch ein visuell-räumlicher denkbar ist, der in erster Linie durch Probleme mit der räumlichen Repräsentation von Zahlen gekennzeichnet ist. Diese Ansätze von Subtypeneinteilungen beruhen allerdings auf theoretischen Annahmen, deren empirische Bestätigung bislang nicht gegeben ist.

Im Zusammenhang mit *Lese-Rechtschreibstörungen* finden räumlich-konstruktive Erklärungs- und Therapieansätze bis heute nur wenig Beachtung (Fletcher, Foorman, Shaywitz & Shaywitz, 1999). Aber auch wenn die Mehrheit der Kinder mit Lesestörungen sprachbezogene und nicht perzeptuelle oder visuelle Defizite zeigen (Prior, 1996), muss dennoch für eine kleine Gruppe Betroffener angenommen werden, dass ihre Lesedefizite auf visuell-räumlichen Funktionsstörungen basieren.

Insgesamt sollte davon ausgegangen werden, dass das Vorliegen von visuell-räumlichen Defiziten deutliche Auswirkungen auf das Erlernen schulspezifischer Fertigkeiten haben kann und dass folglich für die Ableitung effizienter Fördermaßnahmen im Rahmen einer diagnostischen Abklärung auch die Erfassung visuell-räumlicher Kompetenzen stattfinden sollte.

4.5   Sekundäre Komorbidität

Erhöhte psychische Belastung bei Vorliegen von Störungen schulischer Leistungen

Unter dem Begriff der sekundären Komorbidität fasst man diejenigen Störungen zusammen, die durch erhöhte psychische Belastung in Folge vorliegender Entwicklungsstörungen schulischer Leistungen auftreten können. Ständige Misserfolgserlebnisse, Frustration und Überforderung im schulischen Kontext sowie das Gefühl, trotz großer Anstrengungen die Erwartungen nicht erfüllen zu können, üben einen ungünstigen Einfluss auf die Lern- und Leistungsentwicklung aus und begünstigen das Entstehen nachgeordneter psychischer Störungen. Es wird angenommen, dass die psychische Belastung bei Lese-Rechtschreib- und Rechenstörung ähnlich hoch ist, detaillierte Forschungsergebnisse liegen allerdings bislang nicht vor.

Erhöhtes Risiko für psycho-emotionale und psycho-soziale Störungen

Prävalenzstudien zeigen, dass bei Kindern mit Teilleistungsstörungen ein erhöhtes Risiko für die Entwicklung von emotionalen Störungen, Verhaltensauffälligkeiten, Hyperaktivität, Konzentrationsstörungen, motorischer Unruhe sowie aggressivem und delinquentem Verhalten besteht (Sundheim & Voeller, 2004). Im mittelfristigen Verlauf zeigen sich insgesamt ein ungünstigerer Schulverlauf, mehr psychopathologische Störungen und eine höhere Arbeitslosenrate (Esser, et al., 2002). In der langfristigen Entwicklung treten häufig dissoziale Entwicklungen sowie Suchtprobleme auf (Esser & Schmidt, 1993).

Konzentrationsstörungen und motorische Unruhe treten als Folge einer Überforderung häufig im Unterricht und in der Hausaufgabensituation auf. Im Unterschied zu Kindern mit einer hyperkinetischen Störung manifestieren sich die Symptome allerdings nicht situationsübergreifend, sondern spezifisch im Zusammenhang mit schriftsprachlichen oder mathematischen Anforderungen.

Emotionale Störungen äußern sich typischerweise in sozialem Rückzug sowie in depressiven und ängstlichen Anpassungsstörungen. Vor allem Mädchen entwickeln häufig eine *Schulangst* mit psychosomatischen Symptomen wie Bauchschmerzen oder Übelkeit vor dem Schulbesuch (Willcutt & Pennington, 2000). Werden die körperlichen Beschwerden als organische Erkrankung fehlinterpretiert und das Kind krankgeschrieben, erhöhen sich durch die Fehlzeiten die Lernrückstände noch zusätzlich. Beim Auftreten körperlicher Symptome sollte deswegen unbedingt erfragt werden, ob diese verstärkt im Zusammenhang mit schulischen Anforderungen stehen und in der Ferienzeit und am Wochenende nachlassen.

Dem Auftreten von *Rechenangst* wird im Zusammenhang mit numerisch-mathematischen Defiziten in den letzten Jahren eine zunehmend größere Bedeutung zugesprochen. Eine spezifische Angst vor dem Rechnen, die sich nicht generell auf alle schulischen Aufgabenbereiche auswirkt, ist empirisch belegt (Faust et al., 1996). Es wird angenommen, dass Rechenangst kognitive Leistungen besonders nachhaltig negativ beeinflusst. In ihrer *Processing Efficiency Theory* beschreiben Eysenck und Calvo (1992) die Auswirkung der Rechenangst. Die Autoren gehen davon aus, dass Angst Kognitionen wie Sorgen oder negative Affekte auslöst, was zu einer drastischen Reduktion der Ressourcen des Arbeitsgedächtnisses führen und dadurch die Rechenleistung verringern kann.

5   Weiterführende Literatur

Jacobs, C. & Petermann, F. (2007). *Rechenstörungen*. Göttingen: Hogrefe.

Klicpera, C., Schabmann, A. & Gasteiger-Klicpera, B. (2007). *Legasthenie, Modelle, Diagnose, Therapie und Förderung*. München: Ernst Reinhardt UTB.

Landerl, K. & Kaufmann, L. (2008). *Dyskalkulie. Modelle, Diagnose, Therapie und Förderung*. München: Ernst Reinhardt UTB.

Warnke, A., Hemminger, U. & Plume, E. (2004). *Lese-Rechtschreibstörungen*. Göttingen: Hogrefe.

6 Literatur

Alarcon, M., Defries, J.C., Gillis Light, J. & Pennington, B.F. (1997). A twin study of mathematics disability. *Journal of Learning Disabilities, 30,* 617–623.

Ansari, D. (2008). Effects of development and enculturation on number representation in the brain. *Nature Reviews Neuroscience, 9,* 278–291.

Ansari, D., Garcia, N., Lucas, E., Hamon, K. & Dhital, B. (2005). Neural correlates of symbolic number processing in children and adults. *Neuroreport, 16,* 1769–1773.

Ansari, D., Lyons, I.M., van Eimeren, L. & Xu, F. (2007). Linking visual attention and number processing in the brain: The role of the temporo-parietal junction in small and large symbolic and nonsymbolic number comparison. *Journal of Cognitive Neuroscience, 19,* 1845–1853.

Ashcraft, M.H. & Faust, M.W. (1994). Mathematics anxiety and mental arithmetic performance: An exploratory investigation. *Cognition and Emotion, 8,* 97–125.

Auer, M., Gruber, G., Mayringer, H. & Wimmer, H. (2005). *Salzburger Lese-Screening für die Klassenstufen 5–8 (SLS 5-8).* Bern: Huber.

Baddeley, A. (2000). The episodic buffer: A new component in working memory? *Trends in Cognitive Sciences, 4,* 417–423.

Baddeley, A. (2001). Is working memory still working? *American Psychologist, 56,* 851–864.

Baddeley, A., Gathercole, S.E. & Papagno, C. (1998). The phonological loop as a language learning device. *Psychological Review, 105,* 158–173.

Baddeley, A. & Hitch, G.J. (1974). Working memory. In G.A. Bower (Ed.), *Recent Advances in Learning and Motivation, Vol. 8* (pp. 47–89). New York: Academic Press.

Badian, N.A. (1999). Persistent arithmetic, reading, or arithmetic and reading disability. *Annals of Dyslexia, 49,* 45–70.

Baker, S., Gersten, R. & Lee, D. (2002). A synthesis of empirical research on teaching mathematics to low-achieving students. *The Elementary School Journal, 103,* 51–73.

Balakrishnan, J.D. & Ashby, F.G. (1991). Is subitizing a unique numerical ability? *Perception & Psychophysics, 50,* 555–564.

Baroody, A.J. (2003). The development of adaptive expertise and flexibility, The integration of conceptual and procedural knowledge. In A.J. Baroody & A. Dowker (Eds.), *The development of arithmetic concepts and skills, Constructing adaptive expertise* (pp. 1–34). Mahwah, NJ: Erlbaum.

Barrouillet, P., Fayol, M. & Lathulière, E. (1997). Selecting between competitors in multiplication tasks: An explanation of the errors produced by adolescents with learning disabilities. *International Journal of Behavioral Development, 21,* 253–275.

Beishuizen, M. (1993). Mental strategies and materials or models for addition and subtraction up to 100 in Dutch second grades. *Journal for Research in Mathematics Education, 4,* 294–323.

Bental, B. & Tirosh, E. (2007). The relationship between attention, executive functions and reading domain abilities in attention deficit hyperactivity disorder and reading disorder: A comparative study. *Journal of Child Psychology and Psychiatry, 48,* 455–463.

Birkel, P. (2007a). *Weingartener Grundwortschatz Rechtschreib-Test für dritte und vierte Klassen (WRT3+)* (2. neu normierte und vollständig überarbeitete Auflage). Göttingen: Hogrefe.

Birkel, P. (2007b). *Weingartener Grundwortschatz Rechtschreib-Test für erste und zweite Klassen (WRT1+)* (2. neu normierte und vollständig überarbeitete Auflage). Göttingen: Hogrefe.

Birkel, P. (2007c). *Weingartener Grundwortschatz Rechtschreib-Test für zweite und dritte Klassen (WRT2+)* (2. neu normierte und vollständig überarbeitete Auflage). Göttingen: Hogrefe.

Birkel, P. (2007d). *Weingartener Grundwortschatz Rechtschreibtest für vierte und fünfte Klassen (WRT4+)* (2. neu normierte und vollständig überarbeitete Auflage). Weinheim: Beltz.

Bowers, P.G., Golden, J., Kennedy, A. & Young, A. (1994). Limits upon orthographic knowledge due to processes indexed by naming speed. In V.W. Berninger (Ed.), *The varieties of orthographic knowledge, 1. Theoretical and developmental issues. Neuropsychology and Cognition, Vol. 8* (pp. 173–218). New York: Kluwer Academic/Plenum Publishers.

Bowers, P.G. & Wolf, M. (1993). Theoretical links among naming speed, precise timing mechanisms and orthographic skill in dyslexia. *Reading and Writing, 5,* 69–85.

Bull, R., Espy, K.A. & Wiebe, S. (2008). Short-term memory, working memory and executive functioning in preschoolers: Longitudinal predictors of mathematical achievement at age 7. *Developmental Neuropsychology, 33,* 205–228.

Bull, R., Johnston, R.S. & Roy, J.A. (1999). Exploring the roles of the visual-spatial sketch pad and central executive in children's arithmetical skills: Views from cognition and developmental neuropsychology. *Developmental Neuropsychology, 15,* 421–442.

Butterworth, B. (1999). *The mathematical brain.* London: Macmillan.

Campbell, J.I.D. (1994). Architectures for numerical cognition. *Cognition, 53,* 1–44.

Catell, R.B., Weiß, R.H. & Osterland, J. (1997). *Grundintelligenztest Skala 1 (CFT 1), 5. revidierte Auflage.* Göttingen: Hogrefe.

Cohen Kadosh, R., Cohen Kadosh, K., Schumann, T., Kaas, A., Goebel, R., Henik, A. et al. (2007). Virtual dyscalculia induced by parietal lobe TMS impairs automatic magnitude processing. *Current Biology, 17,* 1–5.

Dehaene, S. (1997). *The number sense.* New York: Oxford University Press.

Dehaene, S., Bossini, S. & Giraux, P. (1993). The mental representation of parity and numerical magnitude. *Journal of Experimental Psychology: General, 122,* 371–396.

Dehaene, S. & Cohen, L. (1995). Towards an anatomical and functional model of number processing. *Mathematical Cognition, 1,* 83–120.

Dehaene, S., Piazza, M., Pinel, P. & Cohen, L. (2003). Three parietal circuits for number processing. *Cognitive Neuropsychology, 20,* 487–506.

Denckla, M.B. & Rudel, R.G. (1976). Naming of object drawings by dyslexic and other learning disabled children. *Brain and Language, 3,* 1–15.

Desoete, A. & Grégoire, J. (2007). Numerical competence in young children and in children with mathematics learning disabilities. *Learning and Individual Differences, 16,* 351–367.

Deutsche Gesellschaft für Kinder- und Jugendpsychiatrie und Psychotherapie (2003). *Leitlinien zur Diagnostik und Therapie von psychischen Störungen im Säuglings-, Kindes- und Jugendalter* (2. überarbeitete Auflage). Köln: Deutscher Ärzte Verlag.

Dilling, H., Freyberger, H.J. & Cooper, J.E. (2010). *Taschenführer zur ICD-10 Klassifikation psychischer Störungen* (5. überarbeitete Auflage). Bern: Huber.

Dilling, H., Mombour, W. & Schmidt, M.H. (2008). *Internationale Klassifikation psychischer Störungen. ICD-10 Kapitel V(F).* Bern: Huber.

Dowker, A. (2001). Numeracy recovery: A pilot scheme for early intervention with young children with numeracy difficulties. *Support for Learning, 16,* 6–10.

Dummer-Smoch, L. & Hackethal, R. (2001). *Handbuch zum Kieler Rechtschreibaufbau* (4. überarbeitete Auflage). Kiel: Veris.

Dummer-Smoch, L. & Hackethal, R. (2007). *Handbuch zum Kieler Leseaufbau* (7. völlig überarbeitete Auflage). Kiel: Veris.

Eiche, U. (1990). „Rilex" – die elektronische Gleitzeile. *Lernen Konkret, 13,* 29.

Engl, V., Thaler, V., Heine, A. & Jacobs, A. M. (2009). Guckos Rechtschreib- und Lesetraining (frei verfügbare Software: http://www.guckomobil.de).

Engl, V., Thaler, V., Heine, A. & Jacobs, A. M. (2012). *Individuelle Förderung von Kindern mit Lese- und/oder Rechtschreibauffälligkeiten – das Guckomobil-Förderprogramm.* Berlin: Bundesministerium für Bildung und Forschung (BMBF).

Esser, G. (1991). *Was wird aus Kindern mit Teilleistungsschwächen?* Stuttgart: Enke.

Esser, G. & Schmidt, M. H. (1993). Die langfristige Entwicklung von Kindern mit Lese-Rechtschreibschwäche. *Zeitschrift Klinische Psychologie, 22,* 100–116.

Esser, G., Wyschkon, A. & Schmidt, M. (2002). Was wird aus Achtjährigen mit einer Lese- und Rechtschreibstörung: Ergebnisse im Alter von 25 Jahren. *Zeitschrift für Klinische Psychologie und Psychotherapie: Forschung und Praxis, 31,* 235–242.

Eysenck, M. W. & Calvo, M. G. (1992). Anxiety and performance: The processing efficiency theory. *Cognition and Emotion, 6,* 409–434.

Faust, M. W., Ashcraft, M. H. & Fleck, D. E. (1996). Mathematics anxiety effects in simple and complex addition. *Math Cognition, 2,* 25–62.

Feigenson, L., Dehaene, S. & Spelke, E. (2004). Core systems of number. *Trends in Cognitive Sciences, 8,* 307–314.

Fisher, S. E. & Francks, C. (2006). Genes, cognition and dyslexia: Learning to read the genome. *Trends in Cognitive Sciences, 10,* 250–257.

Fletcher, J. M., Foorman, B. R., Shaywitz, S. E. & Shaywitz, B. A. (1999). Conceptual and methodological issues in dyslexia research. A lesson for developmental disorders. In H. Tager-Flusberg (Ed.), *Neurodevelopmental Disorders* (pp. 271–305). Cambridge, MA: MIT Press.

Friedrich, G. & de Galgóczy, V. (2004). *Komm mit ins Zahlenland. Eine Entdeckungsreise in die Welt der Mathematik.* Freiburg im Breisgau: Christophorus-Verlag.

Friedrich, G. & Munz, H. (2006). Förderung schulischer Vorläuferfertigkeiten durch das didaktische Konzept „Komm mit ins Zahlenland". *Psychologie in Erziehung und Unterricht, 53,* 134–146.

Frith, U. (1986). A developmental framework for developmental dyslexia. *Annals of Dyslexia, 36,* 69–81.

Frith, U. (1997). Brain, mind and behaviour in dyslexia. In C. Hulme & M. J. Snowling (Eds.), *Dyslexia, Biology, Cognition and Intervention* (pp. 1–19). London: Wurr.

Furst, A. & Hitch, G. (2000). Separate roles for executive and phonological components of working memory in mental arithmetic. *Memory and Cognition, 28,* 774–782.

Geary, D. C. (1993). Mathematical disabilities: Cognitive, neuropsychological, and genetic components. *Psychological Bulletin, 114,* 345–362.

Geary, D. C. (1994). *Children's Mathematical Development, Research and Practical Applications.* Washington DC: American Psychological Association.

Geary, D. C. (2004). Mathematics and learning disabilities. *Journal of Learning Disabilities, 37,* 4–15.

Geary, D. C., Bow-Thomas, C. C., Fan, L. & Siegler, R. S. (1993). Even before formal instruction, Chinese children outperform American children in mental addition. *Cognitive Development, 8,* 517–529.

Geary, D. C., Bow-Thomas, C. C., Liu, F. & Siegler, R. S. (1996). Development of arithmetical competencies in Chinese and American children: Influence of age, language and schooling. *Child Development, 67,* 2022–2044.

Geary, D.C., Bow-Thomas, C.C. & Yao, Y. (1992). Counting knowledge and skill in cognitive addition: A comparison of normal and mathematically disabled children. *Journal of Experimental Child Psychology, 54,* 372–391.

Geary, D.C. & Brown, S.C. (1991). Cognitive addition: Strategy choice and speed-of-processing differences in gifted, normal, and mathematically disabled children. *Developmental Psychology, 27,* 398–406.

Geary, D.C. & Hoard, M.K. (2001). Numerical and arithmetical deficits in learning-disabled children: Relation to dyscalculia and dyslexia. *Aphasiology, 15,* 635–647.

Geary, D.C., Hoard, M.K. & Hamson, C.O. (1999). Numerical and arithmetical cognition: Patterns of functions and deficits in children at risk for a mathematical disability. *Journal of Experimental Child Psychology, 74,* 213–239.

Gelman, R. & Gallistel, C.R. (1978). *The child's understanding of number.* Cambridge, MA: Harvard University Press.

Gersten, R. & Chard, D. (1999). Number sense: Rethinking arithmetic instruction for students with mathematical disabilities. *Journal of Specific Education, 33,* 18–28.

Gold, A. (2007). *Lesen kann man lernen. Lesestrategien für das 5. und 6. Schuljahr.* Göttingen: Vandenhoeck & Ruprecht.

Gold, A., Mokhlesgerami, J., Rühl, K., Schreblowski, S. & Souvignier, E. (2004). *Wir werden Textdetektive – Lehrermanual und Arbeitsheft.* Göttingen: Vandenhoeck & Ruprecht.

Gold, A., Trenk-Hinterberger, I. & Souvignier, E. (2009). Die Textdetektive. Ein strategieorientiertes Programm zur Förderung des Leseverständnisses. In W. Lenhard & W. Schneider (Eds.), *Diagnose und Förderung von Leseverständnis und Lesekompetenz* (pp. 207–226). Göttingen: Hogrefe.

Gölitz, D., Roick, T. & Hasselhorn, M. (2006). *Deutscher Mathematiktest für vierte Klassen (DEMAT 4).* Göttingen: Hogrefe.

Griffin, S., Case, R. & Siegler, R. (1994). Rightstart. Providing the central conceptual prerequisites for first formal learning of arithmetic to students at risk for school failure. In K. McGilly (Ed.), *Classroom Learning, Integrating Cognitive Theory and Classroom Practice* (pp. 25–50). Boston, MA: MIT Press.

Gross-Tsur, V., Manor, O. & Shalev, R.S. (1996). Developmental dyscalculia: Prevalence and demographic features. *Developmental Medicine and Child Neurology, 38,* 25–33.

Gruber, O., Indefrey, P., Steinmetz, H. & Kleinschmidt, A. (2001). Dissociating neural correlates of cognitive components in mental calculation. *Cerebral Cortex, 11,* 350–359.

Haffner, J., Baro, K., Parzer, P. & Resch, F. (2005). *Der Heidelberger Rechentest, Erfassung mathematischer Basiskompetenzen im Grundschulalter (HRT 1-4).* Göttingen: Hogrefe.

Haffner, J., Zerahn-Hartung, C., Pfüller, U., Parzer, P., Strehlow, U. & Resch, F. (1998). Auswirkungen und Bedeutung spezifischer Rechtschreibprobleme bei jungen Erwachsenen – empirische Befunde in einer epidemiologischen Stichprobe. *Zeitschrift für Kinder- und Jugendpsychiatrie, 26,* 124–135.

Hatcher, P.J., Hulme, C. & Ellis, A.W. (1994). Ameliorating early reading failure by integrating the teaching of reading and phonological skills: The phonological linkage hypothesis. *Child Development, 65,* 41–57.

Hein, J., Bzufka, W.M. & Neumärker, K.-J. (2000). The specific disorder of arithmetic skills. Prevalence studies in a rural and an urban population sample and their clinico-neuropsychological validation. *European Child and Adolescent Psychiatry, 9,* 87–101.

Heine, A. & Jacobs, A.M. (2011). Basale Verarbeitungsdefizite und spezifische Rechenschwäche: Ein Brückenschlag zwischen neurokognitiven Funktionen und Leistung im Fach Mathematik. In A. Heine & A.M. Jacobs (Eds.), *Lehr-Lern-Forschung unter neurowis-*

senschaftlicher Perspektive. Ergebnisse der zweiten Förderphase des Programms NIL: Neurowissenschaft – Instruktion – Lernen. Münster: Waxmann.

Heine, A., Tamm, S., De Smedt, B., Schneider, M., Thaler, V., Torbeyns, J., et al. (2010). The numerical Stroop effect in primary school children: A comparison of low, normal, and high achievers. *Child Neuropsychology, 16,* 461–477.

Heine, A., Tamm, S., Wißmann, J. & Jacobs, A. M. (2011). Electrophysiological correlates of non-symbolic numerical magnitude processing in children: Joining the dots. *Neuropsychologia, 49,* 3238–3246.

Heine, A., Thaler, V., Tamm, S., Hawelka, S., Schneider, M., Torbeyns, J., et al. (2010). What the eyes already ‚know‘: Using eye measurement to tap into children's implicit numerical magnitude representations. *Infant and Child Development, 19,* 175–186.

Holmes, J. & Adams, J. W. (2006). Working memory and children's mathematical skills: Implications for mathematical development and mathematics curricula. *Educational Psychology, 26,* 339–366.

Holzer, N., Schaupp, H. & Lenart, F. (2010). *Eggenberger Rechentest 3+ (ERT 3+), Diagnostikum für Dyskalkulie für das Ende der 3. Schulstufe bis zur Mitte der 4. Schulstufe.* Bern: Huber.

Hulme, C. & Bradley, L. (1984). An experimental study of multi-sensory teaching with normal and retarded readers. In R. Malatesha & W. Whitaker (Eds.), *Dyslexia, A global issue* (pp. 431–443). Hague: Martinus Nijhoff.

Hutzler, F., Kronbichler, M., Jacobs, A. M. & Wimmer, H. (2006). Perhaps correlational but not causal: No effect of dyslexic readers' magnocellular system on their eye movements during reading. *Neuropsychologia, 44,* 637–648.

Isaacs, E. B., Edmonds, C. J., Lucas, A. & Gadian, D. G. (2001). Calculation difficulties in children of very low birthweight: A neural correlate. *Brain, 124,* 1701–1707.

Jacobs, A. M. (2002). The cognitive psychology of literacy. In N. J. Smelser & P. B. Baltes (Eds.), *International Encyclopedia of the Social and Behavioral Sciences* (pp. 8971–8975). Amsterdam: Elsevier.

Jacobs, A. M., Heller, D. & Nazir, T. A. (1992). Möglichkeiten einer experimentellen Dyslexieforschung auf der Basis der aktuellen Lesepsychologie. *Schweizerische Zeitschrift für Psychologie, 51,* 26–42.

Jacobs, C. & Petermann, F. (2005). *Rechenfertigkeiten- und Zahlenverarbeitungs-Diagnostikum für die 2. bis 6. Klasse (RZD 2–6).* Göttingen: Hogrefe.

Jansen, H., Mannhaupt, G., Marx, H. & Skowronek, H. (2002). *Bielefelder Screening zur Früherkennung von Lese-Rechtschreibschwierigkeiten (BISC)* (2. überarbeitete Auflage). Göttingen: Hogrefe.

Jordan, N. C. & Montani, T. O. (1997). Cognitive arithmetic and problem solving: A comparison of children with specific and general mathematics difficulties. *Journal of Learning Disabilities, 30,* 624–634.

Kain, W., Landerl, K. & Kaufmann, L. (2008). Komorbidität bei ADHS. *Monatsschrift für Kinderheilkunde, 156,* 757–767.

Kaufman, A. S. & Kaufman, N. L. (2001). *Kaufman Assessment Battery for Children (K-ABC), (deutschsprachige Fassung von P. Melchers & U. Preuß)* (6. teilweise ergänzte Auflage). Amsterdam: Swets & Zeitlinger.

Kaufman, E. L., Lord, M. W., Reese, T. W. & Volkmann, J. (1949). The discrimination of visual number. *American Journal of Psychology, 62,* 498–535.

Kaufmann, L., Delazer, M., Pohl, R., Semenza, C. & Dowker, A. (2005). Effects of a specific numeracy educational program in preschool children: A pilot study. *Educational Research and Evaluation, 11,* 405–431.

Kaufmann, L., Graf, M., Krinzinger, H., Delazer, M. & Willmes, K. (2008). *Test zur Erfassung numerisch-rechnerischer Kompetenzen vom Kindergarten bis zur 3. Klasse (TEDI-MATH)*. Bern: Huber.

Kaufmann, L., Handl, P. & Thöny, B. (2003). Evaluation of a numeracy intervention program focusing on basic numerical knowledge and conceptual knowledge: A pilot study. *Journal of Learning Disabilities, 36,* 564–573.

Kerkhoff, G. & Marquardt, C. (1993). Standardisierte Analyse visuell-räumlicher Wahrnehmungsleistungen (VS). Konstruktion des Verfahrens und Anwendungen. *Nervenarzt, 64,* 511–516.

Kersting, M. & Althoff, K. (2004). *Rechtschreibungstests (R-T)* (3. vollständig überarbeitete und neu normierte Auflage). Göttingen: Hogrefe.

Klauer, K.J. (1992). In Mathematik mehr leistungsschwache Mädchen, im Lesen und Rechtschreiben mehr leistungsschwache Jungen? Zeitschrift f. Entwicklungspsychologie? *Pädagogische Psychologie, 26,* 48–65.

Klicpera, C. & Gasteiger-Klicpera, B. (1993). *Lesen und Schreiben – Entwicklung und Schwierigkeiten. Die Wiener Längsschnittuntersuchungen über die Entwicklung, den Verlauf und die Ursachen von Lese- und Schreibschwierigkeiten in der Pflichtschulzeit.* Bern: Huber.

Klicpera, C. & Schabmann, A. (1993). Do German-speaking children have a chance to overcome reading and spelling difficulties? A longitudinal survey from the second to the eighth grade. *European Journal of Psychology of Education, 3,* 307–323.

Kosc, L. (1974). Developmental dyscalculia. *Journal of Learning Disabilities, 7,* 46–59.

Koumoula, A., Tsironi, V., Stamouli, V., Bardani, E., Siapati, S., Graham-Pavlou, A. et al. (2004). An epidemiological study of number processing and mental calculation in Greek school children. *Journal of Learning Disabilities, 37,* 377–388.

Krajewski, K., Küspert, P. & Schneider, W. (2002). *Deutscher Mathematiktest für erste Klassen (DEMAT 1+).* Göttingen: Hogrefe.

Krajewski, K., Liehm, S. & Schneider, W. (2004). *Deutscher Mathematiktest für zweite Klassen (DEMAT 2+).* Göttingen: Hogrefe.

Krajewski, K., Nieding, G. & Schneider, W. (2007). *Mengen, zählen, Zahlen. – Die Welt der Mathematik entdecken.* Berlin: Cornelsen.

Krajewski, K., Nieding, G. & Schneider, W. (2008). Kurz- und langfristige Effekte mathematischer Frühförderung im Kindergarten durch das Programm „Mengen, zählen, Zahlen". *Zeitschrift für Entwicklungspsychologie und Pädagogische Psychologie, 40,* 135–146.

Krajewski, K. & Schneider, W. (2006). Mathematische Vorläuferfertigkeiten im Vorschulalter und ihre Vorhersagekraft für die Mathematikleistungen bis zum Ende der Grundschulzeit. *Psychologie in Erziehung und Unterricht, 53,* 124–142.

Kroesbergen, E.H. & van Luit, J.E.H. (2003). Mathematics intervention for children with special educational needs: A meta-analysis. *Remedial and Special Education, 24,* 97–114.

Kronbichler, M., Hutzler, F. & Wimmer, H. (2002). Dyslexia: Verbal impairments in the absence of magnocellular impairments. *Neuroreport, 13,* 617–620.

Krötzl, G. & Haller, B. (2008). *Die schulische Behandlung der Rechenschwäche. Eine Handreichung, 2. Auflage. (Arbeitsgruppe Dyskalkulie der Schulpsychologie-Bildungsberatung).* Wien: BMUKK.

Kubinger, K.D. (2009). *Adaptives Intelligenz Diagnostikum 2 (AID 2)* (2. neu geeichte und überarbeitete Auflage). Weinheim: Beltz.

Kucian, K., Loenneker, T., Dietrich, T., Martin, E. & von Aster, M. (2006). Impaired neural networks for approximate calculation in dyscalculic children: A functional MRI study. *Behavioral and Brain Functions, 2,* 31.

Küspert, P. & Schneider, W. (1998). *Würzburger Leise Leseprobe (WLLP)*. Göttingen: Hogrefe.

Küspert, P. & Schneider, W. (2006). *Hören, lauschen, lernen, Hören, lauschen, lernen. Anleitung, Sprachspiele für Vorschulkinder. Würzburger Trainingsprogramm zur Vorbereitung auf den Erwerb der Schriftsprache* (6. Auflage). Göttingen: Vandenhoeck & Ruprecht.

Landerl, K., Bevan, A. & Butterworth, B. (2004). Developmental dyscalculia and basic numerical capacities: A study of 8–9 year old students. *Cognition, 93,* 99–125.

Landerl, K., Fussenegger, B., Moll, K. & Willburger, E. (2009). Dyslexia and dyscalculia: Two learning disorders with different cognitive profiles. *Journal of Experimental Child Psychology, 103,* 309–324.

Landerl, K. & Kaufmann, L. (2008). *Dyskalkulie. Modelle, Diagnose, Therapie und Förderung*. München: Ernst Reinhardt UTB.

Landerl, K. & Moll, K. (2010). *SLRT-II Lese- und Rechtschreibtest. Weiterentwicklung des Salzburger Lese- und Rechtschreibtests*. Bern: Huber.

Lauth, G. & Schlottke, P. (1993). *Training mit aufmerksamkeitsgestörten Kindern*. Weinheim: Psychologie-Verlags-Union.

Lehmann, R. H., Peek, R. & Poerschke, J. (2006). *HAMLET 3-4., Hamburger Lesetest für 3. und 4. Klassen* (2. überarbeitete Auflage). Göttingen: Hogrefe.

Lemaire, P., Abdi, H. & Fayol, M. (1996). The role of working memory resources in simple cognitive arithmetics. *European Journal of Cognitive Psychology, 8,* 73–103.

Lenart, F., Holzer, N. & Schaupp, H. (2008). *Eggenberger Rechentest 2+ (ERT 2+), Diagnostikum für Dyskalkulie für das Ende der 2. Schulstufe bis zur Mitte der 3. Schulstufe*. Bern: Huber.

Lenhard, W., Lenhard, A. & Schneider, W. (2009). Diagnose und Förderung von Leseverständnis mit ELFE 1-6 und ELFE-Training. In W. Lenhard & W. Schneider (Eds.), *Diagnose und Förderung von Leseverständnis und Lesekompetenz* (pp. 97–112). Göttingen: Hogrefe.

Lenhard, W. & Schneider, W. (2006). *ELFE 1-6. Ein Leseverständnistest für Erst- bis Sechstklässler*. Göttingen: Hogrefe.

Lewis, C., Hitch, G. J. & Walker, P. (1994). The prevalence of specific arithmetic difficulties and specific reading difficulties in 9- to 10-year old boys and girls. *Journal of Child Psychology, Psychiatry & Applied Disciplines, 35,* 283–292.

Lindner, M. & Grissemann, H. (2000). *Zürcher Lesetest (ZLT), 6. Auflage in neuer deutscher Rechtschreibung*. Bern: Huber.

Logie, R. H., Gilhooly, K. J. & Wynn, V. (1994). Counting on working memory in arithmetic problem solving. *Memory & Cognition, 22,* 395–410.

Marx, H. (1998). *Knuspels Leseaufgaben (KNUSPEL-L)*. Göttingen: Hogrefe.

May, P. (2002). *Hamburger Schreib-Probe 1–9 (HSP 1-9)*. Hamburg: Verlag für pädagogische Medien.

Mayringer, H. & Wimmer, H. (2003). *Das Salzburger Lese-Screening für die Klassenstufen 1–4 (SLS 1-4)*. Bern: Huber.

McCandliss, B. D., Cohen, L. & Dehaene, S. (2003). The visual word form area: Expertise for reading in the fusiform gyrus. *Trends in Cognitive Sciences, 7,* 293–299.

McKenzie, B., Bull, R. & Gray, C. (2003). The effects of phonological and visual-spatial interference on children's arithmetic. *Educational and Child Psychology, 20,* 93–118.

Merdian, G. (2005). Training mathematischer Vorläuferfertigkeiten im Vorschulalter. *Kindergartenpädagogik, Online Handbuch. [http://www.kindergartenpaedagogik.de/489.html]*

Miller, S. P. & Mercer, C. D. (1997). Educational aspects of mathematics disabilities. *Journal of Learning Disabilities, 30,* 47–56.

90

Mitchell, K. J. (2011). Curiouser and curiouser: Genetic disorders of cortical specialization. *Current Opinion in Genetics & Development, 21,* 271–277.

Miyake, A., Friedman, N. P., Emerson, M. J., Witzki, A. H. & Howerter, A. (2000). The unity and diversity of executive functions and their contributions to complex ‚frontal lobe‘ tasks: A latent variable analysis. *Cognitive Psychology, 41,* 49–100.

Monuteaux, M. C., Faraone, S. V., Herzig, K., Navsaria, N. & Biederman, J. (2005). ADHD and Dyscalculia: Evidence for independent familial transmission. *Journal of Learning Disabilities, 38,* 86–93.

Müller, R. (2003a). *Diagnostischer Rechtschreibtest für 1. Klassen.* (DRT 1, 2., aktualisierte Auflage). Göttingen: Beltz Test.

Müller, R. (2003b). *Diagnostischer Rechtschreibtest für 2. Klassen.* (DRT 2, 4., aktualisierte Auflage). Göttingen: Beltz Test.

Müller, R. (2003c). *Diagnostischer Rechtschreibtest für 3. Klassen.* (DRT 3, 4., aktualisierte Auflage). Göttingen: Beltz Test.

Grund, M., Haug, G. & Naumann, C. L. (2003a). *Diagnostischer Rechtschreibtest für 4. Klassen.* (DRT 4, 2., aktualisierte Auflage). Göttingen: Beltz Test.

Grund, M., Haug, G. & Naumann, C. L. (2003b). *Diagnostischer Rechtschreibtest für 5. Klassen.* (DRT 5, 2., aktualisierte Auflage). Göttingen: Beltz Test.

Naglieri, J. A. & Johnson, D. (2000). Effectivness of a cognitive strategy intervention in improving arithmetic computation based on PASS theory mathematics instruction and PASS cognitive processes: An intervention study. *Journal of Learning Disabilities, 33,* 591–597.

Nicolson, R. I., Fawcett, A. J. & Dean, P. (2001). Developmental dyslexia: The cerebellar deficit hypothesis. *Trends in Neurosciences, 24,* 508–511.

Noël, M.-P. & Turconi, E. (1999). Assessing number transcoding in children. *European Review of Applied Psychology, 49,* 295–302.

Ostad, S. A. (1997). Developmental differences in addition strategies: A comparison of mathematically disabled and mathematically normal children. *British Journal of Educational Psychology, 67,* 345–357.

Palmer, S. (2000). Working memory: A developmental study of phonological recoding. *Memory, 8,* 179–193.

Passolunghi, M. C. & Siegel, L. S. (2001). Short-term memory, working memory, and inhibitory control in children with difficulties in arithmetic problem solving. *Journal of Experimental Child Psychology, 80,* 44–57.

Pennington, B. F. & Bishop, D. V. M. (2009). Relations among speech, language, and reading disorders. *Annual Revue of Psychology, 60,* 283–306.

Petermann, F. & Petermann, U. (2007). *Hamburg-Wechsler-Intelligenztest für Kinder-IV (HAWIK-IV).* Göttingen: Huber.

Plaisier, M. A., Bergmann Tiest, W. M. & Kappers, A. M. L. (2009). One, two, three, many – Subitizing in active touch. *Acta Psychologica, 131,* 163–170.

Plume, E. & Schneider, W. (2004). *Hören, lauschen, lernen 2. Arbeitsbuch, Spiele mit Buchstaben und Lauten für Kinder im Vorschulalter. Würzburger Buchstaben-Laut-Training.* Göttingen: Vandenhoeck & Ruprecht.

Prior, M. (1996). *Understanding specific learning difficulties.* Hove, England: Psychology Press.

Pugh, K. R., Mencl, W. E., Jenner, A. R., Katz, L., Frost, S. J., Lee, J. R., et al. (2001). Neurobiological studies of reading and reading disability. *Journal of Communication Disorders, 34,* 479–492.

Ramus, F., Rosen, S., Dakin, S. C., Day, B. L., Castellote, J. M., White, S., et al. (2003). Theories of developmental dyslexia: Insights from a multiple case study of dyslexic adults. *Brain, 126,* 841–865.

Rayner, K., Foorman, B., Perfetti, C., Pesetsky, D. & Seidenberg, M. (2001). How psychological science informs the teaching of reading. *Psychological Science in the Public Interest, 2,* 31–74.

Repp, B.H. (2007). Perceiving the numerosity of rapidly occurring auditory events in metrical and nonmetrical contexts. *Attention, Perception & Psychophysics, 69,* 529–543.

Resnick, L.B. (1989). Developing mathematical knowledge. *American Psychologist, 44,* 162–169.

Reusser, K. (2000). Success and failure in school mathematics: Effects on instruction and school environment. *European Child and Adolescent Psychiatry, 9,* 17–26.

Reuter-Liehr, C. (2008). *Lautgetreue Rechtschreibförderung* (3. Auflage). Bochum: Winkler.

Rivera, S.M., Reiss, A.L., Eckert, M.A. & Menon, V. (2005). Developmental changes in mental arithmetic: Evidence for increased functional specialization in the left inferior parietal cortex. *Cerebral Cortex, 15,* 1779–1790.

Roick, T., Gölitz, D. & Hasselhorn, M. (2004). *Deutscher Mathematiktest für dritte Klassen (DEMAT 3+).* Göttingen: Hogrefe.

Roth, E. & Schneider, W. (2002). Langzeiteffekte einer Förderung der phonologischen Bewusstheit und der Buchstabenkenntnis auf den Schriftspracherwerb. *Zeitschrift für Pädagogische Psychologie, 16,* 99–107.

Rotzer, S., Loenneker, T., Kucian, K., Martin, E., Klaver, P. & von Aster, M. (2009). Dysfunctional neural network of spatial working memory contributes to developmental dyscalculia. *Neuropsychologia, 47,* 2859–2865.

Rourke, B.P. (1989). *Nonverbal learning disabilities. The syndrome and the model.* New York: Guilford.

Rourke, B.P. & Conway, J.A. (1997). Disabilities of arithmetic and mathematical reasoning: Perspectives from neurology and neuropsychology. *Journal of Learning Disabilities, 30,* 34–46.

Rubinsten, O. & Henik, A. (2009). Developmental dyscalculia: Heterogeneity might not mean different mechanisms. *Trends in Cognitive Sciences, 13,* 92–99.

Rühl, K. & Souvignier, E. (2006). *Wir werden Lesedetektive – Lehrermanual & Arbeitsheft.* Göttingen: Vandenhoeck & Ruprecht.

Rutter, M., Caspi, A., Fergusson, D.M., Horwood, L.J., Goodman, R., Maughan, B., et al. (2004). Gender differences in reading difficulties: Findings from four epidemiology studies. *Journal of the American Medical Association, 291,* 2007–2012.

Rykhlevskaia, E., Uddin, L.Q., Kondos, L. & Menon, V. (2009). Neuroanatomical correlates of developmental dyscalculia: Combined evidence from morphometry and tractography. *Frontiers in Human Neuroscience, 3,* 51.

Schaupp, H., Holzer, N. & Lenart, F. (2007). *Eggenberger Rechentest 1+ (ERT 1+), Diagnostikum für Dyskalkulie für das Ende der 1. Schulstufe bis zur Mitte der 2. Schulstufe.* Bern: Huber.

Schaupp, H., Holzer, N. & Lenart, F. (in Vorb.-a). *Eggenberger Rechentest 0+ (ERT 0+), Diagnostikum für Dyskalkulie für das letzte Kindergartenjahr bis zum Beginn der 1. Schulstufe.* Bern: Huber.

Schaupp, H., Holzer, N. & Lenart, F. (in Vorb.-b). *Eggenberger Rechentest 4+ (ERT 4+), Diagnostikum für Dyskalkulie für das Ende der 4. Schulstufe bis zur Mitte der 5. Schulstufe.* Bern: Huber.

Scherling, C. (2005). *Lesikus Grundkurs – Lesetechnik, Ein „Schritt für Schritt" – Programm zum Einüben der grundlegenden Lesefertigkeiten.* Salzburg: Eigenverlag.

Schlagmüller, M. & Schneider, W. (2007). *Würzburger Lesestrategie-Wissenstest für die Klassen 7–12 (WLST 7-12).* Göttingen: Hogrefe.

Schneider, W., Roth, E. & Ennemoser, M. (2000). Training phonological skills and letter knowledge in children at risk for dyslexia: A comparison of three kindergarten intervention programs. *Journal of Educational Psychology, 92,* 284–295.

Schneider, W., Schlagmüller, M. & Ennemoser, M. (2007). *Lesegeschwindigkeits- und Verständnistest für die Klassen 6–12 (LGVT 6-12).* Göttingen: Hogrefe.

Schnitzler, C. D. (2008). *Phonologische Bewusstheit und Schriftspracherwerb.* Stuttgart: Thieme.

Schroeders, U. & Schneider, W. (2008). *Test zur Diagnose von Dyskalkulie (TeDDy-PC).* Göttingen: Hogrefe.

Schulte-Körne, G. (2006). Lerntheoretisch begründete Therapieverfahren bei der Lese-Rechtschreibstörung. In W. v. Suchodoletz (Ed.), *Therapie der Lese-Rechtschreibstörung (LRS), Traditionelle und alternative Behandlungsmethoden im Überblick* (pp. 33–57). Stuttgart: Kohlhammer.

Schulte-Körne, G., Deimel, W., Hülsmann, J., Seidler, T. & Remschmidt, H. (2001). Das Marburger Rechtschreib-Training – Ergebnisse einer Kurzzeit-Intervention. *Zeitschrift für Kinder- und Jugendpsychiatrie und Psychotherapie, 29,* 7–15.

Schulte-Körne, G., Deimel, W., Jungermann, M. & Remschmidt, H. (2003). Nachuntersuchung einer Stichprobe von lese-rechtschreibgestörten Kindern im Erwachsenenalter. *Zeitschrift für Kinder- und Jugendpsychiatrie und Psychotherapie, 31,* 267–276.

Schulte-Körne, G., Deimel, W. & Remschmidt, H. (1998). Das Marburger Eltern-Kind-Rechtschreibtraining – Verlaufsuntersuchung nach zwei Jahren. *Zeitschrift für Kinder- und Jugendpsychiatrie und Psychotherapie, 26,* 167–173.

Schulte-Körne, G., Deimel, W. & Remschmidt, H. (2001). Zur Diagnostik der Lese-Rechtschreibstörung. *Zeitschrift für Kinder- und Jugendpsychiatrie und Psychotherapie, 29,* 113–116.

Schulte-Körne, G. & Mathwig, F. (2001). *Das Marburger Rechtschreibtraining.* Bochum: Verlag Dr. Dieter Winkler.

Shalev, R. S., Auerbach, J., Manor, O. & Gross-Tsur, V. (2000). Developmental dyscalculia: Prevalence and prognosis. *European Child & Adolescent Psychiatry, 9,* 58–64.

Shalev, R. S., Manor, O., Auerbach, J. & Gross-Tsur, V. (1998). Persistence of developmental dyscalculia: What counts? Results from a three year prospective follow-up study. *Journal of Pediatrics, 133,* 358–362.

Shalev, R. S., Manor, O. & Gross-Tsur, V. (1997). Neuropsychological aspects of developmental dyscalculia. *Mathematical Cognition, 3,* 105–120.

Shalev, R. S., Manor, O., Kerem, B., Ayali, M., Badichi, N., Friedlander, Y., et al. (2001). Developmental dyscalculia is a familial learning disability. *Journal of Learning Disabilities, 34,* 59–65.

Shaywitz, S. E., Shaywitz, B. A., Fletcher, J. M. & Escobar, M. D. (1990). Prevalence of reading disability in boys and girls: Results of the connecticut longitudinal study. *The Journal of the American Medical Association, 264,* 998–1002.

Siegel, L. S. & Ryan, E. B. (1989). The development of working memory in normally achieving and subtypes of learning disabled children. *Child Development, 60,* 973–980.

Siegler, R. S. (1987). The perils of averaging data over strategies: An example from children's addition. *Journal of Experimental Psychology: General, 116,* 250–264.

Smith, E. E. & Jonides, J. (1997). Working memory: A view from neuroimaging. *Cognitive Psychology, 33,* 5–42.

Snowling, M. (2000). *Dyslexia* (2nd edition). Oxford: Blackwell.

Souvignier, E., Trenk-Hinterberger, I., Adam-Schwebe, S. & Gold, A. (2008). *Frankfurter Leseverständnistest für die 5. und 6. Klassen.* Göttingen: Hogrefe.

Stanat, P., Artelt, C., Baumert, J., Klieme, E., Neubrankd, J., Prenzel, M., et al. (2002). *Pisa 2000, Die Studie im Überblick. Grundlagen, Methoden und Ergebnisse*. Berlin: Max-Planck-Institut für Bildungsforschung.

Stein, J. (2001). The sensory basis of reading problems. *Developmental Neuropsychology, 20,* 509–534.

Stock, C., Marx, P. & Schneider, W. (2003). *Basiskompetenzen für Lese- und Rechtschreibleistungen (BAKO 1-4)*. Göttingen: Beltz.

Stock, C. & Schneider, W. (2008a). *DERET 1-2+, Deutscher Rechtschreibtest für das erste und zweite Schuljahr*. Göttingen: Hogrefe.

Stock, C. & Schneider, W. (2008b). *DERET 3-4+, Deutscher Rechtschreibtest für das dritte und vierte Schuljahr*. Göttingen: Hogrefe.

Stojanovik, V. & Riddell, P. (2008). Expressive versus receptive language skills in specific reading disorder. *Clinical Linguistics and Phonetics, 22,* 305–310.

Suchodoletz, W. v. (2006). Alternative Therapieangebote im Überblick. In W. v. Suchodoletz (Hrsg.), *Therapie der Lese-Rechtschreibstörung (LRS), Traditionelle und alternative Behandlungsmethoden im Überblick* (pp. 167–279). Stuttgart: Kohlhammer.

Sundheim, S. T. P. V. & Voeller, K. K. S. (2004). Psychiatric implications of language disorders and learning disabilities: Risks and management. *Journal of Child Neurology, 19,* 814–826.

Swanson, H. L. & Hoskyn, M. (1998). Experimental intervention research on students with learning disabilities: A meta-analysis of treatment outcomes. *Review of Educational Research, 68,* 277–321.

Swanson, H. L. & Kim, K. (2005). Working memory, short-term memory, and naming speed as predictors of children's mathematical performance. *Intelligence, 35,* 151–168.

Tacke, G. (2001). *Mit Hilfe der Eltern, Flüssig lesen lernen. Ein Leseprogramm für Klasse 4 und 5 der Grund- und Hauptschule*. Donauwörth: Auer.

Tacke, G. (2005a). Evaluation eines Lesetrainings zur Förderung lese-rechtschreibschwacher Grundschüler der zweiten Klasse. *Psychologie in Erziehung und Unterricht, 52,* 198–209.

Tacke, G. (2005b). *Flüssig lesen lernen, Ein Leseprogramm für den differenzierenden Unterricht, für Förderkurse und Freiarbeit. Klasse 4 und 5 der Grund- und Hauptschule* (2. Auflage). Donauwörth: Auer.

Tacke, G. (2005c). *Mit Hilfe der Eltern, Flüssig lesen lernen. Ein Leseprogramm für Klasse 2 und 3 der Grundschule* (3. Auflage). Donauwörth: Auer.

Tacke, G. (2006). *Mit Hilfe der Eltern, Flüssig lesen lernen. Ein Leseprogramm für Klasse 1 und 2 der Grundschule* (4. Auflage). Donauwörth: Auer.

Tacke, G. (2007a). *Das 10-Minuten Rechtschreibtraining. Programm zum Aufbau der Rechtschreibkompetenz ab Klasse 3*. Donauwörth: Auer.

Tacke, G. (2007b). *Flüssig lesen lernen, Ein Leseprogramm für den differenzierenden Unterricht, für Förderkurse und Freiarbeit. Klasse 2 und 3 der Grundschule* (3. Auflage). Donauwörth: Auer.

Tacke, G. (2008). *Das 10-Minuten Rechtschreibtraining für zu Hause. Programm zum Aufbau der Rechtschreibkompetenz ab Klasse 3*. Donauwörth: Auer.

Tacke, G., Nock, H. & Staiber, W. (1987). Rechtschreibförderkurse in der Schule: Wie erfolgreich sind sie, und welche Faktoren tragen zu Leistungsverbesserungen bei? *Zeitschrift für Pädagogische Psychologie, 1,* 45–52.

Tacke, G., Völker, R. & Lohmüller, R. (2001). Die Hamburger Schreibprobe: Probleme mit einem neuen Rechtschreibtest. *Psychologie in Erziehung und Unterricht, 48,* 135–145.

Temple, C. M. & Sherwood, S. (2002). Representation and retrieval of arithmetical facts: Developmental difficulties. *Quarterly Review of Experimental Psychology, 55A,* 733–752.

Thaler, V., Urton, K., Heine, A., Hawelka, S., Engl, V. & Jacobs, A. M. (2009). Different behavioral and eye movement patterns of dyslexic readers with and without attentional deficits during single word reading. *Neuropsychologia, 47,* 2436–2445.

Thaler, V., Waldvogel, A. & Jacobs, A. M. (2008). Alles zu spät oder doch noch nicht ganz? Effektive Rechtschreibtherapie im Erwachsenenalter – Ein Fallbeispiel. *LeDy – Zeitschrift für Legasthenie und Dyskalkulie, 3,* 5–9.

Tiedemann, J. & Faber, G. (1995). Mädchen im Mathematikunterricht: Selbstkonzept und Kausalattributionen im Grundschulalter. *Zeitschrift für Entwicklungspsychologie und Pädagogische Psychologie, 27,* 61–71.

Trick, L. M. & Pylyshyn, Z. W. (1994). Why are small and large numbers enumerated differently? A limited-capacity preattentive stage in vision. *Psychological Review, 101,* 80–102.

van der Sluis, S., de Jong, P. F. & van der Leij, A. (2004). Inhibition and shifting in children with learning deficits in arithmetic and reading. *Journal of Experimental Child Psychology, 87,* 239–266.

van der Sluis, S., van der Leij, A. & de Jong, P. F. (2005). Working memory in Dutch children with reading- and arithmetic-related LD. *Journal of Learning Disabilities, 38,* 207–221.

van Luit, J. E. H. & van de Rijt, B. A. M. (1995). *Rekenhulp voor kleuters.* Doetichem: Graviant.

van Luit, J. E. H., van de Rijt, B. A. M. & Hasemann, K. (2001). *Osnabrücker Test zur Zahlbegriffsentwicklung (OTZ).* Göttingen: Hogrefe.

van Nieuwenhoven, C., Grégoire, J. & Noel, M. P. (2001). *Test Diagnostique des Compétences de Base en Mathématiques (TEDI-MATH).* Paris: ECPA.

Vellutino, F. R., Fletcher, J. M., Snowling, M. J. & Scanlon, D. M. (2004). Specific reading disability (dyslexia): What have we learned in the past four decades? *Journal of Child Psychology and Psychiatry, 45,* 2–40.

Verhoeven, L., Elbro, C. & Reitsma, P. (2002). *Precursors of Funtional Literacy.* Amsterdam: John Benjamins.

von Aster, M. G. (1994). Developmental Dyscalculia in Children: Review of the literature and clinical validation. *Acta Paedopsychiatrica, 56,* 169–178.

von Aster, M. G. (2000). Developmental cognitive neuropsychology of number processing and calculation: Varieties of developmental dyscalculia. *European Child & Adolescent Psychiatry, 9,* 41–57.

von Aster, M. G. (2001). *Neuropsychologische Testbatterie für Zahlenverarbeitung und Rechnen bei Kindern (ZAREKI).* Frankfurt: Swets und Zeitlinger Test Service.

von Aster, M. G., Bzufka, M. W. & Horn, R. R. (2009). *Neuropsychologische Testbatterie für Zahlenverarbeitung und Rechnen bei Kindern – Kindergartenversion (ZAREKI-K).* Frankfurt: Pearson.

von Aster, M. G., Schweiter, M. & Weinhold Zulauf, M. (2007). Rechenstörungen bei Kindern. Vorläufer, Prävalenz und psychische Symptome. *Zeitschrift für Entwicklungspsychologie und Pädagogische Psychologie, 39,* 85–96.

von Aster, M. G. & Shalev, R. S. (2007). Number development and developmental dyscalculia. *Developmental Medicine and Child Neurology, 49,* 868–873.

von Aster, M. G., Weinhold Zulauf, M. & Horn, R. (2006). *Neuropsychologische Testbatterie für Zahlenverarbeitung und Rechnen bei Kindern (ZAREKI-R)* (2. Auflage). Frankfurt: Harcourt Test Services.

95

von Rieder, O. (1992). *Rechtschreibtest für 6. und 7. Klassen (RST 6-7)* (2. Auflage). Weinheim: Beltz.

Walsh, V. (2003). A theory of magnitude: Common cortical metrics of time, space and quantity. *Trends in Cognitive Sciences, 7,* 483–488.

Walter, J. (2006). *Remo-2, Multimediales Rechtschreibprogramm auf Morphembasis.* Göttingen: Hogrefe.

Walter, J., Bigga, R. & Bischof, H. (1995). Computergestützte Intervention bei Rechtschreibschwäche: Effekte eines kognitions- und lernpsychologisch orientierten Trainingsprogramms auf Morphembasis bei sehr schwachen Sonderschülern. *Sonderpädagogik, 25,* 4–22.

Weiß, R. H. (2008). *Grundintelligenztest Skala 2 (CFT 20-R) mit Wortschatztest und Zahlenfolgentest – Revision (WS/ZF-R).* Göttingen: Hogrefe.

Welsh, M. C., Pennington, B. F. & Groisser, D. B. (1991). A normative-developmental study of executive function: A window on prefrontal function in children. *Developmental Neuropsychology, 7,* 131–149.

Willburger, E., Fussenegger, B., Moll, K., Wood, G. & Landerl, K. (2008). Naming speed in dyslexia and dyscalculia. *Learning and Individual Differences, 18,* 224–236.

Willcutt, E. G., DeFries, J. C., Pennington, B. F., Olson, R. K., Smith, S. D. & Cardon, L. R. (2003). Genetic etiology of comorbid reading difficulties and ADHD. In J. C. D. R. Plomin, P. McGuffin & I. Craig (Eds.), *Behavioral genetics in a postgenomic era* (pp. 227–246). Washington, DC: American Psychological Association.

Willcutt, E. G. & Pennington, B. F. (2000). Psychiatric comorbidity in children and adolescents with reading disability. *Journal of Child Psychology and Psychiatry, 41,* 1039–1048.

Willcutt, E. G., Pennington, B. F., Olson, R. K., Chhabildas, N. & Hulslander, J. (2005). Neuropsychological analyses of comorbidity between reading disability and attention deficit hyperactivity disorder: In search of the common deficit. *Developmental Neuropsychology, 27,* 35–78.

Wilson, A. J. & Dehaene, S. (2007). Number sense and developmental dyscalculia. In D. Coch, G. Dawson & K. Fischer (Eds.), *Human behavior, learning and the developing brain, Atypical development* (pp. 212–263). New York: Guilford Press.

Wilson, A. J., Dehaene, S., Pinel, P., Revkin, S. K., Cohen, L. & Cohen, D. (2006). Principles underlying the design of „The Number Race", an adaptive computer game for remediation of dyscalculia. *Behavioral and Brain Functions, 2,* 19.

Wimmer, H. (1993). Characteristics of developmental dyslexia in a regular writing system. *Applied Psycholinguistics, 14,* 1–33.

Wimmer, H. & Mayringer, H. (2002). Dysfluent reading in the absence of spelling difficulties: A specific disability in regular orthographies. *Journal of Educational Psychology, 94,* 272–277.

Wimmer, H., Mayringer, H. & Landerl, K. (2000). The double-deficit hypothesis and difficulties in learning to read a regular orthography. *Journal of Educational Psychology, 91,* 415–438.

Wimmer, H., Mayringer, H. & Raberger, T. (1999). Reading and dual-task balancing: Evidence against the automatization deficit explanation of developmental dyslexia. *Journal of Learning Disabilities, 32,* 473–478.

Wolf, M. & Bowers, P. G. (1999). The double-deficit hypothesis for the developmental dyslexics. *Journal of Educational Psychology, 91,* 415–438.

Wright, R. J., Martland, J. & Stafford, A. K. (2000). *Early numeracy. Assessment for teaching and intervention.* London: Paul Chapman.

Wright, R. J., Martland, J., Stafford, A. K. & Stanger, G. (2002). *Teaching number. Advancing children's skills and strategies.* London: Paul Chapman.

Zago, L., Pesenti, M., Mellet, E., Crivello, F., Mazoyer, B. & Tzourio-Mazoyer, N. (2001). Neural correlates of simple and complex mental calculation. *NeuroImage, 13,* 314–327.

Zentall, S. S., Smith, Y. N., B., L. Y. & Wieczorek, C. (1994). Mathematical Outcomes of attention-deficit hyperactivity disorder. *Journal of Learning Disabilities, 27,* 510–519.

7 Anhang

Anhang A

Diagnostische Checklisten

Checkliste zur Erfassung von Lese-Rechtschreibschwierigkeiten			
Name: _____		männlich O	
Geburtsdatum: _____		weiblich O	
	Das Kind hat Schwierigkeiten	**Ja**	**Nein**
Lesen	einzelne Buchstaben zu benennen	O	O
	Buchstaben eines Wortes flüssig zusammenzulauten	O	O
	unbekannte Wörter zu lesen	O	O
	Das Kind liest beim lauten Lesen	**Ja**	**Nein**
	stockend und holprig	O	O
	schlampig	O	O
	vermeidet lautes Lesen	O	O
	Das Kind	**Ja**	**Nein**
	lässt beim Lesen Buchstaben, Silben und Wörter aus	O	O
	fügt beim Lesen Buchstaben, Silben und Wörter hinzu	O	O
	dreht die Buchstabenreihenfolge beim Lesen um	O	O
	schließt vom Wortanfang auf das ganze Wort	O	O
	verliert beim Lesen die Zeile und muss neu beginnen	O	O
Rechtschreiben	**Das Kind hat Schwierigkeiten**	**Ja**	**Nein**
	einzelne Buchstaben zu schreiben	O	O
	lautgetreu zu schreiben	O	O
	orthographisch korrekt zu schreiben	O	O
	mit der Groß- und Kleinschreibung	O	O
	mit der Satzstellung	O	O
	mit der Grammatik	O	O
	mit der Zeitenbildung	O	O
	mit der inhaltlichen Gestaltung von Aufsätzen	O	O
	Das Kind	**Ja**	**Nein**
	verdreht Buchstaben innerhalb eines Wortes	O	O
	lässt Buchstaben aus	O	O
	fügt falsche Buchstaben ein	O	O
	schreibt ein und dasselbe Wort unterschiedlich	O	O
Leseverständnis	**Das Kind hat Schwierigkeiten**	**Ja**	**Nein**
	Wörter richtig zu verstehen	O	O
	Satzteile richtig zu erkennen (Subjekt, Verb ...)	O	O
	einfache Informationen im Text zu finden	O	O
	die wesentlichen, handelnden Personen zu identifizieren	O	O
	die wesentlichen Handlungsmotive zu identifizieren	O	O
	Schlussfolgerungen aus einem Text zu ziehen	O	O
	bei Unsicherheit zu relevanten Stellen zurückzukehren	O	O

Aus Heine, Engl, Thaler, Fussenegger & Jacobs: Neuropsychologie von Entwicklungsstörungen schulischer Fertigkeiten © 2012 Hogrefe, Göttingen

Checkliste zur Erfassung von Vorläuferfertigkeiten des Rechnens		
Name: _____ männlich O		
Geburtsdatum: _____ weiblich O		

	Das Kind hat Schwierigkeiten beim	Ja	Nein
Seriation	Einordnen von Elementen in eine vorgegebene Reihe	O	O
	Ordnen von Elementen nach Größe (von klein nach groß)	O	O
	Ordnen von Elementen nach Anzahl (von viel nach wenig)	O	O
Zählprinzipien	sicheren Zählen (vorwärts bis 10, rückwärts ab 5)	O	O
	Weiterzählen (z.B. von 7 beginnend)	O	O
	Bestimmen vom Vorgänger/Nachfolger von Zahlen (z.B. Welche Zahl kommt vor/nach 4?)	O	O
	Prinzip von 1:1-Zuordnungen	O	O
	Abzählen von Objekten, Bewegungen und Rhythmen	O	O
	Verstehen, dass das letzte beim Zählen genannte Zahlwort die Mächtigkeit der Menge angibt (= Kardinalitätsprinzip)	O	O
	Verstehen, dass Zählprozesse unabhängig davon sind, welche spezifischen Objektmengen zu zählen sind (= Abstraktionsprinzip)	O	O
	Erkennen, dass die Zählrichtung für das Ergebnis ohne Bedeutung ist	O	O
Mengen	Verständnis dafür, dass die Anzahl einer Menge nicht durch deren räumliche Ausdehnung gekennzeichnet ist	O	O
	einfachen Mengen/Zahlenvergleichen	O	O
	Zuordnen symbolischer Darstellungen (z.B. Würfelbilder, Ziffern) zu konkreten Mengen (und umgekehrt)	O	O
	simultanen Erfassen von bis zu vier Elementen bei kurzer Darbietung	O	O
numerische Begriffe	Anwenden/ Verstehen numerischer Begriffe im Alltag	O	O
	Verwenden von Zahlwörtern im Alltag	O	O
	Unterscheiden der Begriffe „mehr-weniger-gleich viel"	O	O
einfache Arithmetik	Verstehen der Prinzipien „Aufteilen, Dazugeben und Wegnehmen" im Alltag	O	O
	gleichmäßigen Aufteilen von Gegenständen auf z.B. 3 Kinder	O	O
	Lösen einfacher Textaufgaben/Rechengeschichten	O	O

(nach Krötzl & Haller, 2008, Arbeitsgruppe Dyskalkulie der Schulpsychologie-Bildungsberatung)

Aus Heine, Engl, Thaler, Fussenegger & Jacobs: Neuropsychologie von Entwicklungsstörungen schulischer Fertigkeiten © 2012 Hogrefe, Göttingen

Checkliste zur Erfassung von Rechenstörungen (spätere Auffälligkeiten)		
Name: _____ männlich O		
Geburtsdatum: _____ weiblich O		

	Das Kind hat Schwierigkeiten beim	**Ja**	**Nein**
Fakten-wissen	direkten Abruf von Faktenwissen (z. B. Malreihen) und zeigt zählende Rechenstrategien	O	O
	Aufbau von Faktenwissen (z. B. Automatisierung von Zahlzerlegungen im Zahlenraum bis 10)	O	O
analoge Größen-repräsentation	Aufbau gegliederter Zahlenstrahl- oder Zahlenraumvorstellungen	O	O
	Überschlagen und Schätzen von Mengen und Rechenergebnissen	O	O
	Vergleichen von Mengen	O	O
Stellenwert-system	Transkodieren von mehrstelligen Zahlen	O	O
	Benennen der Stellen einer Zahl	O	O
	Erkennen „unrealistischer" Ergebnisse	O	O
proze-durales Wissen	Umsetzen von Prozeduren des schriftlichen Rechnens/ Ausführen von Standardrechenschritten	O	O
	Lösen von Aufgaben mit Zehnerunter- oder -überschreitung	O	O
konzeptuelles Wissen	Verständnis von Rechenoperationen und der zugrundeliegenden Konzepte (Teil-Ganzes, mehr-weniger)	O	O
	Transferverständnis und Analogieverständnis	O	O
	Lösen von Umkehr- und Ergänzungsaufgaben	O	O
Sach-aufgaben	Anwenden mathematischer Konzepte auf sprachlich formulierte Problemstellungen	O	O
	Herausfiltern von Zahlen und Begriffen, die für ein bestimmtes mathematisches Problem relevant sind	O	O
	Das Kind	**Ja**	**Nein**
Sonstiges	verharrt bei der Anwendung von Anschauungsmaterial	O	O
	zeigt ein langsames Arbeitstempo	O	O
	zeigt mangelndes Symbolverständnis	O	O

Aus Heine, Engl, Thaler, Fussenegger & Jacobs: Neuropsychologie von Entwicklungsstörungen schulischer Fertigkeiten © 2012 Hogrefe, Göttingen

Anhang B

Ausgewählte Testverfahren zur Diagnostik von komorbiden Störungen

Allgemeine klinische Beurteilung		
Testverfahren	Erfassungsbereich	Alter (Jahre)
Kinder-DIPS (Unnewehr et al., 2008)	Klinisches Interview zur standardisierten Diagnostik psychischer Störungen im Kindes- und Jugendalter nach DSM-IV oder ICD-10	6 bis 18
DISYPS-II (Döpfner et al., 2008)	Standardisierte Diagnostik psychischer Störungen im Kindes- und Jugendalter nach DSM-IV oder ICD-10 durch klinische Beurteilung, Fremdbeurteilung (Eltern, Lehrer) und Selbstbeurteilung	11 bis 18
CBCL/4-18 (1998)	Internalisierende und externalisierende Störungen durch Einschätzung der Eltern	4;0 bis 18;11
SDQ (nach Goodman, 1997)	Selbst- und Fremdbeurteilung (Eltern, Lehrer) zu emotionalen Symptomen, Verhaltensproblemen, Hyperaktivität/Aufmerksamkeit und prosozialem Verhalten	4 bis 16
Sprachentwicklungsstörung		
Testverfahren	Erfassungsbereich	Alter (Jahre)
SETK 3-5 (Grimm, 2001)	Rezeptive und produktive Sprachverarbeitungsfähigkeiten, auditive Gedächtnisleistungen	3;0 bis 5;11
HSET (Grimm & Schöler, 1991)	Sprachliche Fähigkeiten: Verständnis für Satzstruktur, Morphologische Struktur, Satzbedeutung, Wortbedeutung, Interaktive Bedeutung von Sprache	3;0 bis 9;11
ETS 4-8 (Angermaier, 2007)	Sprachverständnis, Grammatik, auditive Wahrnehmung, auditives Gedächtnis, Enkodierungsleistung beim Lesenlernen	4;0 bis 8;11
BUEGA: Expressive Sprache (Esser et al., 2008)	Allgemeines grammatikalisches Wissen	6;0 bis 11;5
Visuelle Wahrnehmungsstörung		
Testverfahren	Erfassungsbereich	Alter (Jahre)
FEW-2 (Büttner, 2008)	Visuelle Wahrnehmungsfähigkeit: Lage im Raum, Formkonstanz, räumliche Beziehungen, Figur-Grund	4;0 bis 7;11
HAWIK-IV: Mosaiktest (Petermann & Petermann, 2008)	Analyse und Synthetisierung abstrakter visueller Stimuli	6;0 bis 16;11
ATK (Heubrock et al., 2004)	Diagnostik raumanalytischer und räumlich-konstruktiver Fähigkeiten	7;0 bis 12;11
Benton-Test (Benton, 2009)	Gedächtnis für visuell-räumliche Stimuli	ab 7;0

Aufmerksamkeitsstörung		
Testverfahren	Erfassungsbereich	Alter (Jahre)
HKS (Klein, 1993)	Fremdbeurteilung von hyperkinetischen Symptomen	5 bis 10
CRS-R (Conner, 1996)	Fremdbeurteilung von oppositioneller Hyperaktivität, kognitiven Problemen, ADHS Index	3 bis 17
CPT (Knye et al., 2003)	Computerisierte Erfassung von selektiver Aufmerksamkeit, Daueraufmerksamkeit, impulsivem Verhalten	4;0 bis 20;11
KITAP (Zimmermann et al., 2005)	Computerisierte, differenzierte Erfassung verschiedener Aufmerksamkeitsfaktoren	6 bis 10
BUEGA: bp-Test (Esser et al., 2008)	Aufmerksamkeit, Konzentrationsfähigkeit	6;0 bis 11;5
d2 (Brickenkamp, 2002)	Aufmerksamkeit, Konzentrationsfähigkeit	9;0 bis 60;0
Emotionale Störung		
Testverfahren	Erfassungsbereich	Alter (Jahre)
AFS (Wieczerkowski et al., 1981)	Eigenbeurteilung der Prüfungsangst, allgemeine (manifeste) Angst und Schulunlust; zusätzlich Einschätzskalen zur Fremdbeurteilung für den Lehrer	9 bis 16/17
KAT-II (Thurner & Tewes, 2000)	Eigeneinschätzung des dispositionellen Ängstlichkeitsgrads, der akuten Erwartungsangst vor furchtbesetzten Ereignissen, retrospektive Beurteilung der erlebten Angstreaktion	9;0 bis 15;11
DTK (Rossmann, 2005)	Eigeneinschätzung der depressiven Befindlichkeit: dysphorische Stimmung und Selbstwertprobleme, Tendenzen zu agitiertem Verhalten, psychosomatische Symptome	ca. 9 bis 14
FRA (Krinzinger et al., 2007)	Selbsteinschätzung zur Früherkennung von Rechenangst	6 bis 18

Glossar

Arbeitsgedächtnis kann, nach dem Ansatz von Baddeley und Hitch (Baddeley, 2000; 1974), als Weiterentwicklung älterer Kurzzeitgedächtnismodelle verstanden werden und geht von vier Arbeitsgedächtniskomponenten aus, die einerseits funktionell getrennt sind, andererseits aber in enger Verbindung stehen. Man unterscheidet zwischen der *zentralen Exekutive*, die als Steuerinstanz drei Sub- bzw. Sklavensysteme verwaltet. Diese Subsysteme sind die phonologische Schleife (Verarbeitung verbaler Information), der räumlich visuelle Notizblock (Verarbeitung visuell-räumlicher Information) und der episodische Puffer (Integration komplexerer episodischer Einheiten).

Auslautverhärtung bezeichnet den Vorgang, dass *Geräuschkonsonanten* (d. h. *Plosive*, *Affrikaten* und *Frikative*) am Ende einer *Silbe* (also in ihrem Auslaut) und damit auch am Ende eines Wortes ihre *Stimmhaftigkeit* verlieren und *stimmlos* ausgesprochen werden (z. B. wird *Rad* als /ra(:)t/ ausgesprochen).

Blickbewegungs-messung erlaubt die zeitlich und räumlich hoch aufgelöste Beobachtung von Augenbewegungen und Pupillenveränderungen, die mit der Bearbeitung bestimmter Aufgaben einhergehen. Diese Methode wird beispielsweise eingesetzt, um Aufschluss über Leseprozesse zu erhalten.

Diskrepanzkriterium besagt, dass ein bedeutsamer Unterschied zwischen der (z. B. aufgrund des Intelligenzniveaus) zu erwartenden und der tatsächlichen Leistung bestehen muss, um die Diagnose einer Lernstörung zu rechtfertigen.

Domänenspezifizität beschreibt die funktionale Reichweite kognitiver Mechanismen. Während domänenübergreifende Funktionen wie zum Beispiel Wahrnehmung oder Aufmerksamkeit die Grundlage genereller kognitiver Aktivität sind, dienen domänenspezifische Funktionen nur einem begrenzten Spektrum an Verarbeitungsprozessen und sind an umgrenzte kognitive Domänen wie beispielsweise die Verarbeitung numerischer Information gebunden.

Exekutive Funktionen sind kognitive Leistungen, die es dem Menschen ermöglichen, sein Verhalten in Abhängigkeit von den jeweils aktuell gegebenen Umgebungsbedingungen zu steuern beziehungsweise sein Verhalten an die Umwelt anzupassen. Exekutive Funktionen sind Voraussetzung beispielsweise von Planungsprozessen, bei der Impulskontrolle, für die emotionale Regulation oder die Aufmerksamkeitssteuerung. Sie spielen eine entscheidende Rolle bei der kontinuierlichen Evaluation von Handlungsergebnissen sowie bei Prozessen der Selbstkorrektur.

Graphem-Phonem-Korrespondenzen bezeichnen systematische Verbindungen zwischen kleinsten schriftlichen Einheiten (Graphemen) und kleinsten lautlichen Einheiten (Phonemen).

Funktionale Magnet-resonanz-Tomographie (fMRT) erfasst lokale Veränderungsmaxima der Blutsauerstoffsättigung des Gehirns, die mit der Verarbeitung bestimmter Stimuli einhergehen und erlaubt dadurch Rückschlüsse auf die an der Aufgabenbearbeitung beteiligten neuronalen Strukturen.

Kurz-Lang-Vokal-Ansatz ist ein Therapieansatz für die Lese-Rechtschreibstörung, bei dem mit der Vokallänge gearbeitet wird. Der zentrale Algorithmus besagt, dass bei einem langen Vokal ein Mitlaut folgen muss, während bei einem kurzen Vokal mindestens zwei Mitlaute folgen. Wird im zweiten Fall nur ein Mitlaut gehört, muss dieser verdoppelt werden. Weitere Algorithmen zur Langvokalkennzeichnung (Stummes-h, Langes-ie ...) werden ebenfalls vermittelt.

Morphemansatz ist ein Therapieansatz für die Lese-Rechtschreibstörung, bei dem mittels Morphemen die korrekte Verschriftlichung von Wörtern vermittelt wird. Mittels des Stammmorphems wird die Konsistenz der Schreibung von Wortfamilien vermittelt. Ein Training der Endmorpheme soll vor allem zur Verbesserung der Groß-Klein-Schreibung führen.

Morphometrie hat das Ziel, Hirnstrukturen mittels tomographischer Bildgebung quantitativ zu beschreiben. Dazu wird das Hirnvolumen in Anteile von grauer oder weißer Substanz beziehungsweise Gehirnflüssigkeit und Knochen aufgeteilt.

Neuropsychologische Basisfunktionen sind basale, domänenübergreifende kognitive Leistungen, die Grundlage höherer kognitiver Prozesse wie Gedächtnis-, Aufmerksamkeits- oder Wahrnehmungsfunktionen sind.

Orthographisches Lexikon bezeichnet ein mentales Repräsentationssystem für die Langzeitspeicherung von Wörtern in Form vollständig spezifizierter Graphemfolgen. Damit wird es möglich, den Graphem-Phonem-Korrespondenzregeln der jeweiligen Sprache nicht folgende Wörter korrekt zu lesen und schreiben.

Phonologie ist die Lehre von bedeutungsunterscheidenden Sprachlauten. Phoneme sind kleinste bedeutungsunterscheidende sprachliche Lauteinheiten.

Phonologische Bewusstheit ist die Einsicht in die lautliche Struktur einer Sprache und beinhaltet das Erkennen und Manipulieren von Einheiten wie Silben, Anlauten, Endlauten oder Reimen.

Silbierender Ansatz ist ein Therapieansatz für die Lese-Rechtschreibstörung, bei dem anhand von Silben die Schreibung von Wörtern erkannt werden soll. Hört man beispielsweise bei einem Wort am Ende der ersten Silbe denselben Laut wie am Anfang der zweiten Silbe, dann muss dieser doppelt geschrieben werden (z. B. Kam-mer vs. Ka-mel). Auch die Schreibung des langen ie bzw. der möglichen s-Schreibungen (s, ss, ß) kann damit vermittelt werden.

Transkraniale Magnet-stimulation (TMS)

ist eine nicht-invasive Methode, die es erlaubt, mittels transkranialer Applikation schwacher elektromagnetischer Felder Neuronenverbände an der Kortexoberfläche zu stimulieren und so auf neurokognitive Prozesse und Funktionen Einfluss zu nehmen.

Vorläuferfertigkeiten

bezeichnen grundlegende Kompetenzen wie beispielsweise das Zählen, die das Fundament für das Erlernen komplexerer Fertigkeiten wie das Rechnen bilden und bereits mit Abschluss der Vorschulzeit entwickelt sein sollten.

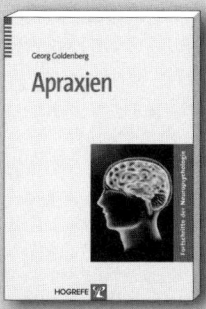
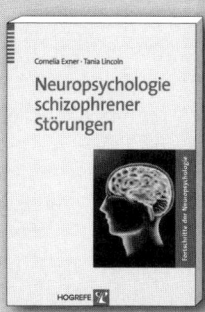
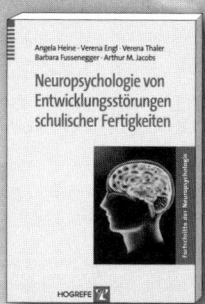
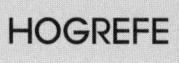

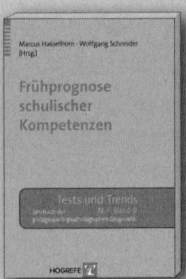
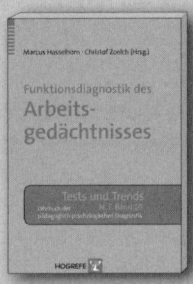
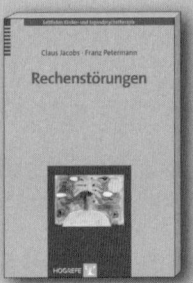
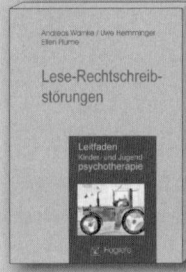
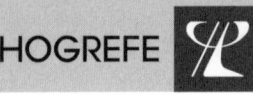